JN204079

マインドフル・ゲーム

60のゲームで子どもと学ぶマインドフルネス

Mindful Games

Susan Kaiser Greenland

Sharing Mindfulness and Meditation with Children, Teens, and Families

スーザン・カイザー・グリーンランド

大谷 彰 監訳

浅田仁子 訳

金剛出版

Mindful Games
Sharing Mindfulness and Meditation with Children, Teens, and Families
by Susan Kaiser Greenland

Copyright © 2016 by Susan Kaiser Greenland
Japanese translation published by arrangement with Shambhala Publications, Inc.
through The English Agency (Japan) Ltd.

セス，アレグラ，ゲイブに

目次

はじめに

瞑想は簡単にできそうです。クッションに座って，何もしないでいるのが，難しいはずがありません。でも，わたしは初めて瞑想を学んだとき，ロシアのマトリョーシカみたいだと思いました。人形を開けると，なかにはそれより小さい同じような人形が入っていて，またそれを開けると，さらに小さい同じようなのが入っていて……それが何度か続いて，最後にちっぽけな人形が出てくるというあれです。瞑想の実践に入るまでに理解しなくてはならない理論が幾層にも重なっているように思われ，友人や同僚たちから書籍を数冊推薦してもらいましたが，必死になってさまざまな方法や用語を調べていくものの，概念やテクニックに終わりはなさそうに思えました。それでも，とにかくがんばりつづけ，ついに瞑想は苦しい闘いではなく，ひと息つけるものになりました。とうとう一番小さな人形を手にしたのです。わたしはこのように苦労しましたが，ほかの親御さんたちにはもっと楽に，こうした瞑想の知識を荷ほどきしていただきたいと思い，さらに，それをお子さんたちに伝えやすいシンプルなものにしたいと願って著したのが本書です。

マインドフルネスと瞑想が育む**ライフ・スキル**が身につくと，親も子もより深い思いやりと叡智をもって，自分の内面や周囲で起きていることとつながることができるようになります。黙想生活を送る人々は何世紀も前からこのことを知っていましたが，今，これを支持する科学的研究が増えつづけています。本書では，このライフ・スキルを6つ，お教えします。**集中する，鎮める，見る，リフレーミングする，ケアする，**

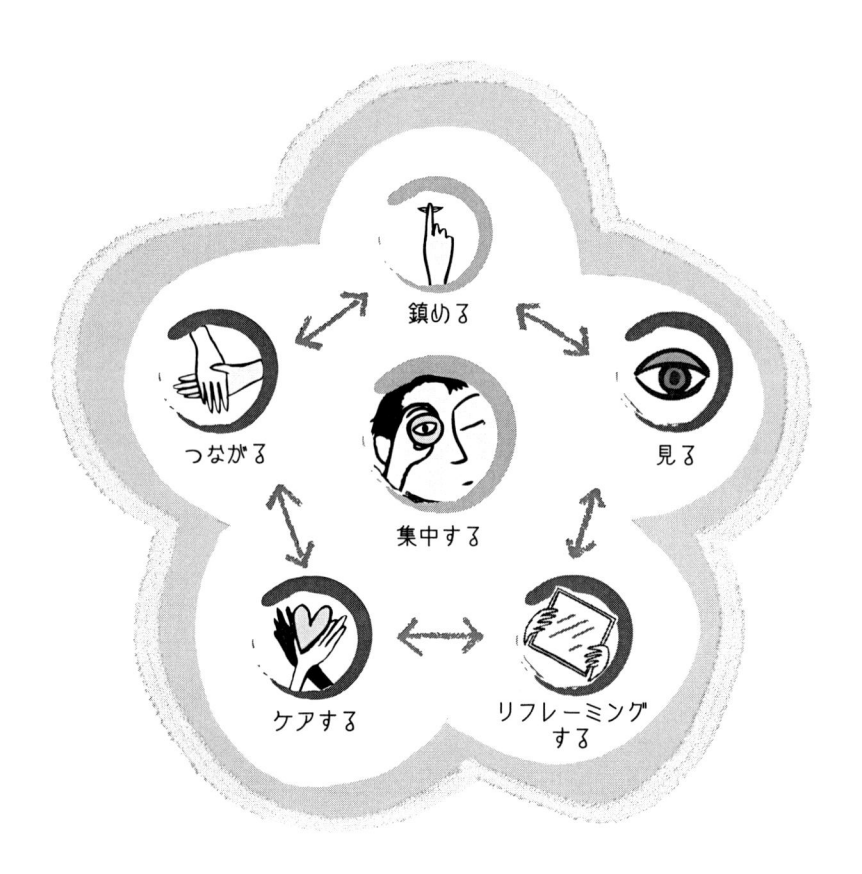

つながるの6つです。

　これらは，**集中する**を中心にして，残り5つを周囲に置く形で表すことができます。柔軟で安定した注意の集中が残りの5つを支えるからです。これらがどう連携しているかを見てみましょう。

　子どもやティーンエイジャーが今この瞬間の体験（呼吸の感覚や部屋の物音など）に**集中する**と，心は**鎮**まりやすくなり，頭のなかにある余地が生まれ，今起きていることをよりはっきりと**見る**ことができるようになります。そして，自分の心身で起きていることに気づいてくると，

合図として感覚印象（たとえば「なんだか落ち着かない」「胸騒ぎがする」など）を使うようになり，話したり行動したりする前に立ち止まって考えるようになります。この過程で，反応性は低下する一方，自分の内面や周囲で起きていることに対する意識が高まります。結果に集中するのではなく，叡智と思いやりをもって状況に応答することに**集中する**のです。**ケアする**と**つながる**という資質は，複雑に絡み合って各瞬間を紡ぎ出していく人間関係や原因，条件をよく見ていくなかで，ごく自然に生まれます。子どもたちはやがて，状況の見方を**リフレーミングする**機会を得て，これらの資質に沿った形で話し方や行動の仕方を選択できるようになります。これら6つのライフ・スキルが足場となって，注意の仕方が変わると（**鎮める，集中する**），感じ方が変わり（**見る，リフレーミングする**），感じ方が変わると話し方や行動や人間関係のありようが変わります（**ケアする，つながる**）。これが伝統的な瞑想訓練によって生まれる展開です。

　黙想生活を送る人々は何千年という時間をかけて，わたしたちの内的世界や外的世界の地図となる膨大なカタログを編集してきました。わたしはそれらを2つのリストに絞り，ゲームやお話，誘導イメージ，実演を通して，子どもやその親に向けて紹介していきます。そのリストのひとつは，上記の6つのライフ・スキルからなる輪です。もうひとつのリストは，叡智と思いやりに満ちた世界観を特徴づける普遍的な**テーマ**からなっています。以下がそのテーマです。

受容	識別力
偏見のない心 _{オープンマインド}	共感
感謝	万物は変化する
注意（スポットライトと フラッドライト）	相互依存
	喜び
心の波長合わせ	親切心
行動の自制	動機
因果	忍耐
明晰さ	今この瞬間
思いやり	自分への思いやり
黙想的自制	叡智から生まれる自信

　マインドフルネスと瞑想には本来，神秘的なさまざまな資質が備わっていて，それらを2つのリストに要約して暗号を解こうとするのは，ピントが完全にずれてしまうようにも思われます。けれども，わたしは別の神秘的で創造的な暗号に勇気づけられています。たとえばジャズでは，ミュージシャンは五度圏を勉強し，音階を練習して，即興演奏固有の言葉では言い尽くせない芸術性を燃え立たせます。それと同じように，瞑想者は一連のテーマを勉強し，一連のライフ・スキルを練習して，マインドフルネスと瞑想に固有の特定しがたい資質を燃え立たせます。これら2つの創造的な分野において，それを行なう人々はそうした神秘的な資質を見れば，すぐにそれと察します。言葉で表現できるからではなく，感じることができるからです。

　古い格言に，「叡智と思いやりは鳥の双翼のようなもので，空を飛ぶにはいずれもが必要だ」というのがあります。マインドフルネスと瞑想を通じて学ぶ**概念的**テーマと**実際的な**ライフ・スキルは，叡智と思いやりを育みます。2つは共に働くことで，ある程度の心理的な自由を提供してくれます。理想を言えば，まさに鳥が飛び立ち空高く舞い上がるように，子どもたちやその家族はこの心理的な自由に助けられ，人生の困難

のなかを羽ばたいていくことでしょう。

　マインドフル・ゲームでわたしが一番気に入っているのはたぶん，それらが親にも子にも，共に教え，共に学ぶ類のない機会を提供している点だろうと思います。多くの親御さんたちが，子どものためにデザインされたさまざまな活動によって，それまでは入れなかった瞑想に入っていく方法を身につけることができたと報告してくれますが，これは少しも驚くようなことではありません。このことから，わたしは重要なことに気づきました。つまり，親であるわたしたち自身のマインドフルネスは，自分の人生で接するあらゆる人々，とりわけ我が子たちに大きな影響を与えるということです。わたしたちが穏やかに落ち着いていて，喜びに満ちているとき，子どもはそれに気づき，わたしたちを手本として学びます。この世界を渡っていくときのわたしたちの舵取り法は，子どもたちがどのようにして安心感を得るか，子どもたちがこの世界をどのようにして渡っていくかに，直接影響を与えます。だからこそわたしは，まずはぜひ，親である皆さんに本書に挙げたテーマについて考えていただき，自ら本書のゲームを楽しんでいただきたいのです。それによって，自分自身のマインドフルネスを発達させ，それをお子さんたちにシェアしてほしいと願うのです。

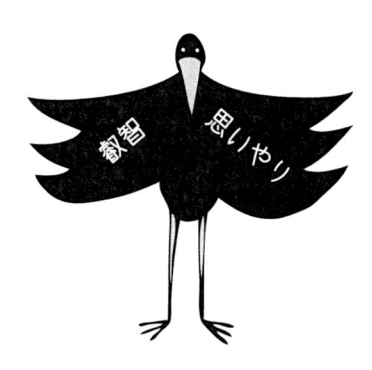

本書のゲームは子どもやティーンエイジャーのために書いたものですが，そういう事実があるからと言って，どうか勘違いをしないでください。ここに収めたゲームは親にとっても，またその子どもたちと重要な関係にある誰にとっても，とても楽しめるものであり，人生を変えうるものでもあります。教師やセラピスト，おじいちゃんやおばあちゃん，おじさん，おばさん，集団のリーダーやキャンプ指導員の皆さん，本書のゲームはあなたたちのためにもなります。さあ，ちょっと試してみませんか？　体の力を抜いて，ご自分の足を感じてください。

自分の足を感じる

リラックスして集中し，今この瞬間に起きていることに気づくようになるために，地面に接している足の裏の感覚に注意を注ぎます。

ライフ・スキル 集中する，ケアする　　対象年齢 全年齢層

ゲームの進め方

1. 背筋を伸ばして座るか，立つかして，体の力を抜きます。普通に呼吸をして，体や心のなかで今何が起きているのかに気づきましょう。

2. 体の力を抜いたままにします。もし立っているなら，膝を楽にしましょう。

3. ここで足の裏に注意を向け，地面に接している足の裏がどんな感じかに注目します。考えや感情が心のなかに湧き上がってきたら，それが自然に消えていくのに任せましょう。

4. 今，自分の足を感じていますか？　もし感じていなくても，心配は要りません。心があちこちさまようのはごく自然なことです。そのままもう一度，足の裏に注意を戻します。

ヒント

1. ひどく興奮していたり動揺していたりするとき，このゲームでするように，ひとつの感覚に注意を集中すると，子どもはそれに助けられて心を落ち着かせることができます。

2. 子どもに気づいてもらう身体感覚をいろいろ変えましょう。たとえば，ドアを開けるときに手のひらに当たる冷たいドアノブを感じてもらったり，手を洗うときのお湯やハンドソープの泡，靴下を履くときに足やかかとに当たる柔らかな毛糸を感じてもらったりするといいでしょう。

3. 子どもがマインドフル・ゲームをする場合，特に最初は，ゲームの継続時間よりも内容の濃さのほうが重要です。

I

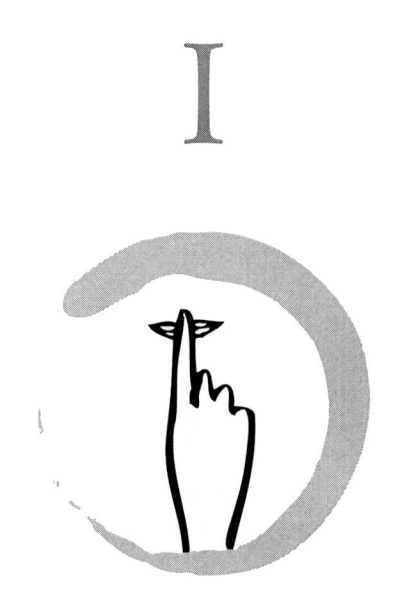

鎮める

童話の『さんびきのクマ』と聞けば，なつかしい思い出が蘇ってきますが，わたしはつい最近，このお話と神経系との関係に気づきました。ゴルディロックスという名前の金髪の少女は，森のなかを散歩しているときに1軒の小屋を見つけます。小屋には誰もいませんが，少女はなかに入っていきます。なかを見回すと，それが3匹のクマ──お父さんクマとお母さんクマと子グマ──の家であることがわかります。台所のテーブルには，お粥の入ったお椀が3個，並んでいます。ゴルディロックスはおなかが空いていたので，お母さんクマのお椀のお粥をひと口食べますが，それは「熱すぎ」ました。次にお父さんクマのお椀のお粥を食べてみると，「冷たすぎ」ました。続いて子グマのお椀のお粥を食べてみると，これは「ちょうど良い」食べごろでした。少女は子グマのお粥をすっかり平らげると，居間に向かいました。そこには椅子が3脚あります。お父さんクマとお母さんクマの椅子は大きすぎましたが，お粥同様，子グマの椅子はちょうど良いサイズでした。たぶん，このお話の続きはご存じでしょう。家に帰ってきた3匹のクマは，お粥が食べられ，椅子が1脚壊され，2階の子グマのベッドにゴルディロックスが眠っているのに気づきます。

『さんびきのクマ』が教えていること──少なくともわたしがこのお話をするときに伝えようとすること──は，ゴルディロックスが驚くほど自分の**忍耐の窓**と連絡を取っているということです。「忍耐の窓」というのは，ダニエル・J・シーゲル博士が"*The Developing Mind*"のなかで造った言葉で，子どもが心地よく感じ，自分のしていることに熱中しつづけ，新しい考えや状況に対してしなやかに応答しうる興奮範囲を示しています。つまり，熱すぎず，冷たすぎず，ちょうど良い食べごろ，というのがそれです。

ゴルディロックスと彼女の神経系，彼女の忍耐の窓に気づくと，家庭生活と個人間の力学を垣間見ることができます。子どもも家族も──その日課は黙想生活を送る人々の日課とはまったく違っているにせよ──次第に瞑想に惹きつけられるようになってきているのは，瞑想が，耐え

鎮める

がたく感じるストレスや複雑な感情の対処に役立つからです。ただ，黙想生活を送る人々の暮らしぶりとは異なり，現代の日常生活にはさまざまな要求があふれていて，そのせいで，あらゆる人々の神経系は軽い興奮が続く状態になっています。心理学者のリック・ハンソン博士はその著書『ブッダの脳』（草思社）のなかで，これを「とろ火でコトコト煮立てられつづける生活（刺激が絶えない現代人の生活）」と言っています。多くの人々にとって，ちょっとした強度は，より効果的に考え行動する刺激になり，神経系が軽く興奮している状態が**ちょうど良い**のです。これは，ゴルディロックスには子グマのお粥と椅子がちょうど良いのと同じことです。子どもは，興奮のレベルがわずかに忍耐の窓をはみ出してしまうと，たとえ軽い刺激であっても，正常な機能が妨害されるため，絶対に**良くない**ということになります。これは個人の好みの問題ではなく，神経系の機能の反映です。とろ火で絶え間なく煮立てられる（絶え間ない刺激の）なかで成長している子どもでも，感情的なトリガーによって，柔軟性の低下した反発的な「闘争／逃走モード」に移行する可能性があります。また，ほかの誰もがそうであるように，疲れや空腹，不調，ストレス，恐怖，動揺を感じていれば，その忍耐の窓は狭まります。

　こういうことがあるため，親が子どもの神経系について留意していないと，マインドフルネスと瞑想はシェアしにくいものになる可能性があります。子どもやティーンエイジャーは，忍耐の窓の外にいるときには柔軟性が低下し，反発モードが強まり，新しいことに対して心を開くのが——不可能とは言わないまでも——難しくなっています。子どもには，自分自身の世界観を構成する全体的なテーマについて思考する余力が欠けているときがあるのです。ましてや，そういうとき，それに代わるものについての思考は望むべくもありません。耐えがたく思えるさまざまなレベルのストレスや激しい感情に耐えている子どもは，助けを必要としています。しかも，そういう助けを早急に必要としています。マインドフルネスにもとづいた心を**鎮める**ためのツールを使えば，激しい感情を短期間，驚くほど迅速に軽減することができます。強烈な感情はたと

鎮める

え怖くても，それに飲まれる必要はない——いったんそう確信した子ども
もは，マインドフルネスと瞑想の探求を深めつづけることができます。

鎮める

—1—

意識して呼吸する

　子どもがストレスや激しい感情に対処できないと訴えてくると，わたしはクリストファー・ロビンが友だちのクマのプーさんにしたアドバイスを思い出します。クリストファーはプーさんに，「きみは自分で思っているより勇気があるし，見た目より強いし，意外と賢いんだよ」と言います。でも，激しい感情に打ちのめされるのは，クッションに座って瞑想しているときでも，クッションから離れて瞑想していないときでも，同じです。それでも，もし自分を動揺させていることに注意を向けるのをやめ，その瞬間の気持ちを味わうことに注意を向ければ，流れを変えることはできます。そのようにすると，神経系は落ち着き，頭のなかにある余地が生まれるので，子どもやティーンエイジャーは，そもそも何が原因で不快になったのかをよく見て理解できるようになります。

　科学者たちは，子どもやティーンエイジャーがどのように脳の助けを借りて感情を整えているのかを理解するようになっています。脳のある部位は，恐れや不安，その他のつらい感情とリンクしていますが，別の部位の働きによって，子どもは自分がそうした感情に無意識に反応していることに気づき，場合によっては反応の仕方を変えることもできます。子どもの無意識の反応には，ごく自然で適切なものもあります。たとえば，バスが近づいてくるのに気づかず車道に踏み出してしまったとき，

鎮める

恐怖でストレス反応が起き，子どもは大急ぎで体をかわします。けれども，子どものストレス反応には，適切でもなく有用でもないものもあります。たとえば，勉強に遅れが生じたとき，湧き上がってくる不安と恐れはがんばり抜く動機になることもある一方，与えられた課題が期限に間に合わなかったらどうなるんだろうと思って立ち往生すると，不安と恐れが別の考えを引き起こし，その考えがさらに激しい感情を引き起こすという悪循環が発生することもあります。そして，その考えや感情が主導権を握ってしまうのです。子どもは自分の頭のなかで繰り広げられている一見終わりのない思考のループが自分を助けてくれることはないとわかっていますが，自分は無力で何も変えられないと感じています。これは**情動のハイジャック**と呼ばれるものです。情動のハイジャックは，ダニエル・ゴールマンがその著書『EQ こころの知能指数』（講談社）のなかで造った用語で，子どもが過度に興奮したり動揺したりしたときに，なぜ理路整然と考えるのが難しくなるのかを説明しています。柔軟で安定した注意を維持できれば，子どもやティーンエイジャーは自分の考えや感情が乗っ取りを開始しているのがわかるので，情動のハイジャックを避けることができます。子どもやティーンエイジャーの認知コントロールはまだ発達途上であるため，通常，親よりも情動のハイジャックによる影響を受けやすくなっています。

　子どもの体は生来のさまざまなメカニズムによってストレスを処理します。そうしたメカニズムには，たとえば，化学的なブレーカーが働いてストレス・ホルモンを遮断し，このホルモンが無数の神経経路からなる複雑な相関ネットワーク——神経系——に流れないようにする仕組みなどがあります。これらのメカニズムのひとつが発火すると，他のメカニズムがすべて影響を受けます。ストレス処理，疼痛処理，ライフ・スキル「鎮める」に的を絞ったマインドフル・ゲームがしばしば呼気に軽く**集中する**よう促すのは，このように注意を向ける先をちょっと変えることで，心身の不快感を軽減できるからです。

　神経系は何十億というつながりをもつ複雑な細胞ネットワークで，脳

や脊髄と体のあらゆる部位との間を行き来するメッセージを運ぶ働きをし，体性神経系と自律神経系という相関する2つの枝に分かれています。体性神経は，随意運動（跳躍する，歩く，話すなど）や反射運動のほか，痛みや光など，子どもが気づく感覚に関わっています。自律神経系は，心拍や血圧，消化など，主に気づきの外で発生する機能を処理します。情動のハイジャックと心を**鎮める**方略がどう働くかをよりよく理解するために，危機的状況と落ち着いた状況とで神経系の働きがどう違うかをさらに細かく見ていきましょう。

　自律神経系には交感神経系と副交感神経系という2本の枝があり，緊急時には交感神経系が働いて，子どもの体が，闘争，逃走，動作停止のいずれかをできるように準備します。緊急でないときには，もうひとつの副交感神経系が働き，子どもの体が休息したり消化を進めたりできるようにします。交感神経系と副交感神経系は共に働き，子どもやティーンエイジャーがバランスを保った状態を維持できるようにしています。情動のハイジャックはこの自律神経系を本格的に始動させます。マインドフルネスにもとづいた心を**鎮める**ためのツールも自律神経系に影響を与えますが，闘争／逃走反応を強めるのではなく，心を落ち着かせるの

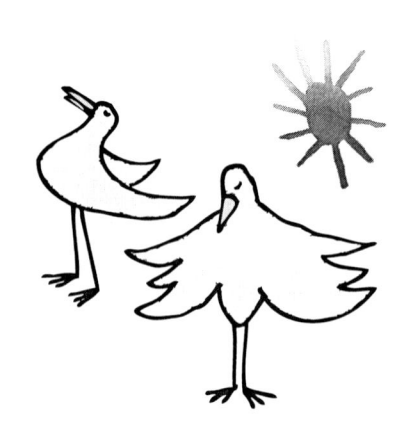

鎮める

に役立ちます。

　ストレスに対する体の反応は複雑ですが，通常，バランスの取れた基本的な状態にある自律神経系は休息と消化を担当し，それに警戒や活力を目的とする闘争／逃走反応の穏やかな活性化が加わります。これには多くの親御さんが驚かれるかもしれません。そういう方々にとっては，生活はストレスに満ちていて，それに伴って発生する闘争／逃走反応によってアドレナリンがほとばしるというのが普通になっているからです。自律神経の機能はほとんどが意識的な心とは無関係ですが，ひとつだけ子どもやティーンエイジャーがコントロールできるものがあります。呼吸です。息を吐き出すと，脳は迷走神経——脳から頭を通り，体の中央部分を通って腹部にまで達する長くて複雑な脳神経——に信号を送り，心拍を遅くします。息を吸うと，その信号は弱まり，心拍は早くなります。科学者は，迷走神経は体のなかのもっとも重要な神経だと言っています。感情を制御する，自らを落ち着かせる，社会に関わるなどの機能を支える役割を果たしているからです。

　科学者がこのつながりを理解するはるか以前から，黙想家やヨーガ行者は呼吸を活用し，活力や警戒のためには吸気に注意を軽く**集中**して（闘争／逃走反応を高め），リラクセーションや落ち着きのために呼気に注意を軽く**集中**して（休息と消化を促して），自らの自律神経系と接触していました。マインドフルネスのクラスに参加している子どもたちも，このつながりに気づいています。アンナカ・ハリス——マインドフルネスと瞑想を初めて学校で指導したひとり——が教えるマインドフルな呼吸の短いゲームをしたあと，カリフォルニア州トルカ・レイクにあるトルカ・レイク小学校の8歳の児童は，「息を吸うと心臓のドキドキが速くなり，息を吐くとゆっくりになるのがわかったよ」と言いました。

　次のゲームは呼気を強調したものですが，多くの子どもたちがこのゲームをすると心が落ち着くことに気づいています。

意識して呼吸する
──息を吐いて心を鎮める

このゲームでは，息を長く吐くことに集中するとリラックスでき，心を落ち着かせるのにも役立つことを学びます。

| ライフ・スキル | 集中する，鎮める | 対象年齢 | 全年齢層 |

ゲームの進め方

1. 背筋を伸ばして座り，体の力を抜き，手は膝にそっと乗せましょう。普段どおりに呼吸をしてください。その間に，わたしがあなたの吐く息（呼気）と吸う息（吸気）の長さを数えます。

   呼気と吸気の長さは声に出して数えます。数えるペースは，子どもの呼吸の自然なリズムに合わせて調整します。

2. では，2つ数える間，息を吸い込み，4つ数える間，息を吐き出しましょう。

   子どもは4つ数え終わるまで呼気の長さを伸ばすことになるので，数えるペースが子どもの呼吸のペースと一致するよう調整します（呼気と吸気の間には，自然に中断が生じます）。この呼吸を数回続けます。

3. 普段の呼吸に戻りましょう。

ヒント

1. このゲームを少し変え，長い吸気に集中するよう子どもに伝えて，子どもが注意力を高め，より強く覚醒した状態になれるようにします。ゲームの進め方は上記と同じですが，ここでは呼気ではなく，吸気のほうを長くします（4つ数える間，息を吸い，2つ数える間，息を吐き出します）。

2. たとえば，夕食のテーブルの席に着いたとき，カープールの列に並んでいるときなど，子どもがひと息入れているときに，このゲームをしましょう。呼気の長さを伸ばすことで心を落ち着かせられるとわかれば，子どもは自分の呼気を使って，心と体を**鎮める**ことができます。

同様に，長い吸気を使って，より強く注意を喚起することもできます。

3. ゲーム「**意識して呼吸する**」は，グループではなく，個々に練習するのがベストです。

　子どもやティーンエイジャーが不安や動揺を感じていたら，「息を少し吸って，たくさん吐き出しましょう」と励まし，子どもが息を吐き出しているときには，静かな声で「フーッ」と言ってあげましょう。子どもが泣いていたり，うまく息を整えられないでいたりするときには，人差し指を目の高さに上げて，それをキャンドルだと思うよう，子どもに言います。そして，「花の香をかぐ」ときのように鼻から息を吸い，続いて唇を突き出して息を吐き出し，「そのろうそくの炎を消す」よう励まします。息をゆっくり静かに吐き出させて，想像上の炎を完全に消さずに揺らめかしてもいいでしょう。数回もしくは数分これを繰り返せば，子どもの呼吸は正常に戻ります。

　子どもがマインドフルネスと瞑想の練習をするときは，座っていても，立っていても，横になっていてもかまいません。大切なのは，どの姿勢であっても背筋はなるたけ伸ばしておき，筋肉もなるたけリラックスさせておくことです。次のゲーム「**ジッパーを閉じる**」は，小さな子どもたちが連続する動きを経て，最後にまっすぐ座るか立つかするというものです。これは，本書に挙げた他のいくつかの運動活動と同じく，スージー・トートラ博士のワークからヒントを得たものです。博士は，ダンスの動きを使うセラピストでもあり，わたしの友人で協力者でもあり，"*The Dancing Dialogue*" の著者でもあります。わたしは，年長の子どもたちやティーンエイジャーを相手にするときには，「ジッパーを閉じてください」ではなく，「背筋をまっすぐにして座るなり立つなりして，筋肉をリラックスさせてください」と言います。

ジッパーを閉じる

背筋をまっすぐに保ち，筋肉をリラックスさせておく縦向きのジッパーが体についていると想像します。

ライフ・スキル 集中する　　対象年齢 低年齢の子ども

ゲームの進め方

1. おへそからあごの間に縦向きのジッパーがあり，わたしたちはそれに助けられて，背中をまっすぐに伸ばして座ったり立ったりできていると想像しましょう。

2. 体に触れないようにして，片手をおへその前に置き，もう一方の手を背中の低い位置に置きます。こんなふうにします。
片手をおへその前に置き，もう一方の手を背中の低い位置に置くところを実演します。

3. いいですか，では，このジッパーを上に向かって閉じましょう。「ジィーーーッ」
背骨と胸に沿って両手を上げていきます。そのまま，あごと頭を通り越し，両手が頭の上に伸びたら終了です。

4. さあ，もうジッパーを閉じたので，体をまっすぐ伸ばし，数回いっしょに呼吸をしましょう。

ヒント

1. 子どもたちの手がまだ頭の上にあるうちに，声を出さないで万歳をすると，ゲームが広がります。

2. 体遊びの歌「あたま，かた，ひざ，あし」に似た動作を黙ったまましてゲームを広げることもできます。子どもたちにあなたのことをよく見て，動作をまねるように言いましょう。言葉は発しません。ただ，よく見て，耳を澄まし，まねてもらいます。座った状態でも立った状態でもかまいません。何も言わずに，両手で頭，鼻，肩，おなか，もっとしたほうがいいと思うなら，膝とつま先に触れていき，子どもたち

に手本を示します。ゲームの難度を上げるには，触れる順序を変え，スピードも上げるといいでしょう。大きな動作，小さな動作，速い動き，遅い動き，というように変化をつけると，集中して自分をコントロールする機会を子どもたちに与えることができます。

子どもたちが背筋を伸ばして座るなり立つなりし，筋肉をリラックスさせたら，もういつでもマインドフル・ゲームを始めることができます。以下のゲームは，呼吸の仕方を変えると心身の感じ方が変わりうるということを，低年齢の子どもに気づいてもらうのに役立ちます。このゲームには子どもの人数分とあなた自身用のかざぐるまが必要になります。

かざぐるまを使って呼吸する

かざぐるまに息を吹きかけて，さまざまな呼吸の仕方——速い呼吸，遅い呼吸，深い呼吸，浅い呼吸——が心身の感じ方にどう影響するかに気づきます。

ライフ・スキル 集中する，見る　　　対象年齢 低年齢の子ども

ゲームの進め方
1. 背中を伸ばして座り，体をリラックスさせます。かざぐるまを手に取りましょう。
2. 深く吸い込んだ息を長く吐き出しますが，その息を，みんないっせいにかざぐるまに吹きかけて，自分がどんなふうに感じるかに注目しましょう。
   語りかけのポイント 体は落ち着いてリラックスしている感じですか？　深呼吸のあとでじっと座っているのは簡単ですか？　難しいですか？

3. 今度は，息を短く速く吐き出し，その息をかざぐるまに吹きかけましょう。

> 語りかけのポイント　今度は，体はどんな感じがしていますか？　速い呼吸をしたあとと，遅い呼吸をしたあととでは，感じ方は同じですか？

4. 続いて，普段どおりに呼吸をして，かざぐるまを吹きましょう。

> 語りかけのポイント　呼吸に気持ちを集中させておくのは簡単でしたか？　それとも，気が散りましたか？

ヒント

1. 呼吸のいろいろなタイプについて，少し長めに話し合いましょう。たとえば，普段の生活のなかで深呼吸が役立ちそうな状況を思いつくかどうかや，速い呼吸についてはどうかを訊ねます（前者についてはたぶん，動揺したときに心を落ち着かせるのに役立つ，集中を高めるのに役立つ，などの返事があるでしょう。後者についてはたぶん，疲れていて，もう少し元気を出したいと思うときに役立つ，などの返事があるでしょう）。

2. 複数の子どもを相手にしているときは，語りかけをする前に，毎回，かざぐるまを下に置くよう言いましょう。

　子どもたちは次のセクションで，心を鎮めるための方略を学びます。そこでは，今自分を動揺させている事柄について考えることから，今という瞬間——なんらかの感覚（見ていること，聞いていること，味わっていること，触れていること，においていること）やなんらかの言葉（呼吸を数えている言葉），なんらかのタスク——に注意を移します。もしストレスのボールをぎゅうっと握っていたり，心配事の石をこすっていたりするとしたら，考えではなく，感覚に集中するのが，おなじみのやり方です。多くの子どもたちがこの鎮めるツールによって，心が落ち着くと感じています。これは，子どもたちが神経系内の闘争／逃走反応を減らし，休息／消化反応を増やしていることを示しているのかもしれません。

―― 2 ――

注意を固定しておく
アンカー

　子どもたちはしばしば，問題を解決するために，その問題についてじっくり考えるよう，促されます。けれども，ストレスや不安を感じているときに，今起きていることを心配し，いつまでもそれについて考え込んでいると，体のストレス反応が高まります。過剰に高まったストレス反応にブレーキをかける秘訣は，不安や気がかりの支配が始まっているというシグナルを体が送ってきていることに，子どもが気づけるようになることです。気づくことができれば，子どもは体の力を抜き，シンプルでニュートラルな事柄に軽く**集中する**ことによって，自分の注意をそれに固定することができます。

　注意を固定するためのアンカーとしてもっともよく用いられるのは，呼吸の感覚です。子どもたちは必ず呼吸をしていますから，それで呼吸が選ばれるのでしょう。とりわけ心を落ち着かせ，自分をなだめることができるのは，心臓の上に手を置き，呼吸に合わせて胸が上下するのを感じるという方法かもしれません。この方法は，心理学者であり研究者でもあるクリストファー・K・ガーマー博士とクリスティン・ネフ博士が開発した「マインドフル・セルフ・コンパッション」プログラムが提案しているものです。

　ガーマーは自著 *"The Mindful Path to Self-compassion"* のなかで，特

に激しい感情を処理するとき，なぜ注意を固定しておくアンカーが重要になるのかを説明しています。「わたしたちの精神的な苦しみの大半は，心がある問題から別の問題へと飛び回っているとき——これはひどく消耗します——あるいは，悲しい考えや感情に心を奪われているときに生まれます。心がこうした行動を取っていることに気づいたら，心にアンカーを与えてあげなくてはなりません。アンカーは揺るぐことのないニュートラルな場所であり，心をそれに向けるのです」

　瞑想と言うと，一般的にはじっと座っている姿を連想しますが，じっと座っているのは，子どもやティーンエイジャーには——特にストレスや心配事があったり心が忙しかったりするときには——なかなか難しいこともあります。だからこそ，子どもが歩いたり，ストレッチをしたり，体を揺さぶったりするマインドフル・ゲームは驚くほど有用なのです。そうしたゲームは楽しいだけでなく，体を動かす前とあとで心身の感じ方に違いがあることに気づく機会を子どもに提供してくれます。ピーター・レヴァイン博士は "Trauma-Proofing Your Kids" のなかで，うまく構造化された身体活動は余分なエネルギーを放出する効果的な方法だと言っています。それも，「元気いっぱいに興奮する状態と，子どもが充分に落ち着けるまで継続する休息状態とが，同等に複数ちりばめられている」ようなデザインの場合は格別で，「双方（興奮と落ち着き）の状態にある間に，過剰なエネルギーは自動的に発散されます」。興奮と落ち着きの両段階は，次のゲーム「**体を揺さぶる**」に織り込まれています。それゆえに子どもたちは，ひどく興奮していたり動揺していたりするとき

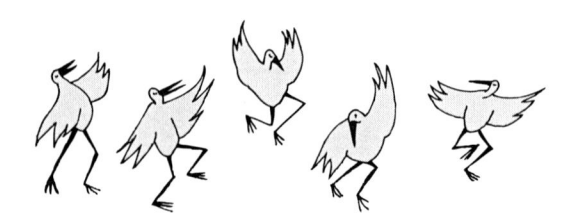

にこの「**体を揺さぶる**」ゲームをすると気持ちが落ち着くと言うのかもしれません。

　感覚には範囲があり，一方の端は最強で，もう一方の端は最弱です。最強の感覚は「ザラザラした」と形容され，もっともかすかな感覚は当然ながら，「かすかな」と形容されます。ザラザラした感覚に集中するのは，かすかな感覚に集中するよりも簡単ですから，**体を揺さぶる**速い動きは，ザラザラした感覚のアンカーの一例です。ザラザラした感覚への集中は，心を**鎮める**ための賢明な方略です。というのも，ザラザラした感覚のアンカーはかすかな感覚よりも簡単に，過剰に興奮した考えや感情から子どもの注意を引きはがすからです。第Ⅲ部「**集中する**」では，子どもたちは心身が鎮まっているときのかすかな感覚にしっかり注目することによって，注意を扱うスキルをさらに洗練させ，発達させていきます。

体を揺さぶる

太鼓を叩く音に合わせて体を揺さぶり，エネルギーを放出して，集中できるようにします。

ライフ・スキル 集中する，鎮める　　対象年齢 全年齢層

ゲームの進め方

1. 足の裏に魔法の接着剤をつけたつもりになって，床から足が離れないようにします。

　パントマイムで，一方の足の裏に接着剤をつけ，その足を地面に踏みつけるさまを演じます。続いて，もう一方の足の裏も同じようにします。子どもたちに，あなたの動作をまねてもらいましょう。

2. あなたは足の裏をぴったり床につけたままの状態で，膝をゆらゆらくねらせることはできますか？

　足の裏を，まるで貼りついているかのように，床にぴったりつけたまま，膝をゆらゆらくねらせます。

3. 足は床につけたまま，太鼓の音に合わせて体を動かしましょう。太鼓を大きく叩くのが聞こえたら，大きな動作をします。

太鼓を大きく叩きます。太鼓を叩きながら，精一杯大きく動いて手本を見せます。

4. 太鼓を小さく叩くのが聞こえたら，小さな動作をしましょう。

太鼓を小さく叩きます。太鼓を叩きながら，精一杯小さく動いて手本を見せます。

5. 太鼓を速く叩くのが聞こえたら，あなたはどうしますか？

太鼓を速く叩きます。子どもたちは「速く動く」と言うでしょう。

6. では，太鼓をゆっくり叩くのが聞こえたら，どうしますか？

太鼓をゆっくり叩きます。子どもたちは「ゆっくり動く」と言うでしょう。

7. はい，その調子。こうした太鼓の音についていけるかどうか，見てみましょう。そして，太鼓が止まったら，あなたも動くのをやめます。

太鼓の叩き方は，大きくしたり，小さくしたり，速くしたり，遅くしたり，いろいろ変えてください。子どもたちは太鼓が止まったら動きを止めます。

8. 体の力を抜いてリラックスし，しばらくの間，自分の呼吸を感じましょう。あとでまた，さっきのをもう一度やりますよ。

子どもたちが落ち着く時間を取ったあと，もう一度1〜8を繰り返します。

ヒント

1. もし太鼓がなかったら，太ももを叩いて太鼓の音の代わりにしてもかまいません。

2. 長くじっと座っている状態を中断するときは，体を揺さぶるといいでしょう。

3. 子どもたちにも交代でリード役を回してください。

4. このゲームは座った状態でも立った状態でもできます。座ってするときには，各自の席に座るとか，床に輪になって座るなどするといいでしょう。

5. 体を揺さぶる動きが現実的な選択でないこともあります。そういう場合には，体を左右にゆっくり揺らせる，枕をぎゅっと抱きしめるというやり方もあります。これらは子どもたちを落ち着かせるのに役立つ感覚的アンカーです。

6. 子や親が心を落ち着かせたり自分を慰めたりするときによく使う感覚的体験には，ほかに，体を前後に揺らす，手を握り合う，ハグする，歌う，などがあります。

穏やかな動きのそこここに休息状態を散りばめて過剰なエネルギーを発散させると，それに助けられて神経系が鎮まります。これは子どもに限らず，誰についても言えることです。"*Open Heart, Open Mind*" を著したツォキニ・リンポチェは西洋の精神を深く理解しているチベット人の師僧で，大人に瞑想を教えるとき，この基本的な知識を役立てています（**リンポチェ**という言葉になじみがないかもしれませんが，これはチベットの言葉で，師僧が優れた瞑想者であることを示すときに用いられる尊称です）。リンポチェの父親で，先ごろ亡くなったトゥルク・ウルゲン・リンポチェは，チベットで生まれましたが，のちにネパールで妻と暮らしました。彼は現代の偉大な瞑想マスターのひとりで，その4人の息子はいずれも現在，大きな影響力をもつ瞑想の指導者となっています。この4人のうちの2人——ツォキニ・リンポチェとその弟ヨンゲイ・ミンゲール・リンポチェ——のもとで学んだわたしは幸運です。ヨンゲイ・ミンゲール・リンポチェも著術家で，ターガー瞑想コミュニティを創設し，そこで指導もしています。

わたしが初めてツォキニ・リンポチェのクラスを受講したとき，彼は動きを基本とする訓練を行なう1週間のリトリートを開始しました。それは，わたしたちがリラックスして自分の体と感情のなかに入っていけるようデザインされた訓練でした。わたしたちが背筋を伸ばして体をリラックスさせていると，彼はわたしたちに，両腕を肩の高さまで上げて振るように言いました。そして，彼の合図で強く息を吐き出し，腕と手

を下ろしたあとは，ほんのしばらく両手を膝に置いて休みます。その間，浮かんでくる考えや感情はコントロールしようとしてはいけません。リンポチェはこの訓練をさらに数回繰り返し，そのつど，両腕と両手を振って，ふいにそれを下ろし，休むようにと，わたしたちに言いました。

のちに"*Lion's Roar*"誌に出した記事のなかで，彼はこう説明しています。「何が起ころうとも，腕を下ろしたあとにどういう状態に陥ろうとも，とにかくそのままにしておきます。何かをしたり，何かをさえぎろうとしたりしないでください。ただ休んでください。何か新しいことを探す必要も，何か特別な洞察や状態に達しようとする必要もありません。湧き上がってくる感情や感覚は，何であれ感じ取り，それらを軽く意識します。それらをごく当たり前のこととして，そっと感じるのです。何かを変えようとしてはいけません。不快な感情がこみ上げてきても，リラックスしたままそれらを信頼するのです。それらを分析したり，どうにかして解明しようとしたりしてはいけません」

神経系についてわかっていることから考えると，リンポチェの訓練が気持ちを落ち着けるのは当然です。そこに織り込まれているのは，短時間の興奮状態，短時間の落ち着いた状態，呼気に対する強調で，これら3つの方略は共に静かに働き，過剰なエネルギーを放出して，自律神経系の「休息−消化」の枝を活性化させます。

どのような感情が湧き上がってきてもそのままにしておき，それらを分析したり解明しようとしたりしないでいるように，というリンポチェの指示は，同じくマインドフルネスに基づいた方略です。そのようにすることによって，激しくなりすぎたストレス反応にブレーキをかけることができます。小さい子どもは発達の面で，まだ自分の思考や感情について考えないでいる準備はできていませんが，年長の子どもやティーンエイジャーは，直観に反すると感じることはあっても，やってみることはできます。

小道具としてキラキラ光るグリッター・ボール——もしなければ，スノードーム，重曹水を入れたびんなど——を使う次の実演は，子どもた

ちが強まったストレス反応の軽減方法をよりよく理解する助けになります。ここでは，長年かけて有効性が実証されている2段階の方法を使います。相手に，何かシンプルでニュートラルなものに軽く**集中**してもらい，それに注意を固定して，考えや感情はそのまま放っていてもらうのです。グリッター・ボールのキラキラは，ストレスや激しい感情を象徴しています。このボールを振ると，なかの小さな粒子がぐるぐる回り，水は濁ったようになります。そのままボールをそっとしておくと，水はゆっくり澄んでいきます。視覚に訴えるこの実験——落ち着いていて物事をはっきり見られる状態から，ストレスを感じて打ちのめされている状態になり，再び元の落ち着いた状態に戻るという展開に匹敵するもの——を通して，子どもはボールのなかで起きていることと，自分の心身内で起きていることとを結びつけられるようになります。

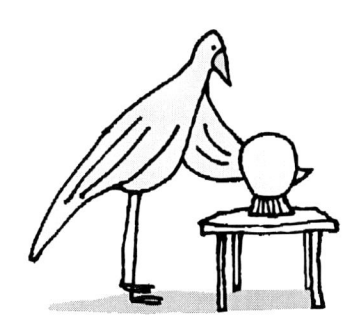

注意を固定しておくアンカー

はっきり見る

グリッター・ボールを振ることによって，体のなかで起きていることと心のなかで起きていることとの関係が理解しやすくなります。

ライフ・スキル 集中する，見る　　対象年齢 全年齢層

ゲームの進め方

1. 語りかけのポイント あなたはストレスを受けたときに自分の体がどう感じているかを説明できますか？　ストレスを受けたときに自分の心がどうなっているかを説明できますか？　ストレスを感じたとき，あなたは物事をはっきり考えられますか？

2. ボールを今の状態のように，静かに置いたままにしているとき，水の向こうが見えますか？

3. もしボールを振ったら，どういうことが起きると思いますか？　水の向こうが見えますか？

   ボールを振ります。キラキラがぐるぐる回り，水は濁ったようになります。

4. ではここで，自分の手をおなかに当て，自分の呼吸を感じましょう。

   ボールを振るのをやめてください。そうすると，キラキラは沈んでいきます。

5. 今は水の向こうが見えますか？

6. キラキラはどこかに消えてしまいましたか？　いいえ，そこにそのままあります。考えも，これと似ています。わたしたちも心が忙しくなりすぎると，物事をはっきり考えることができなくなります。でも，自分の呼吸を感じて，湧き上がってきた考えをそのまま放っておくと，そうした考えは落ち着き，再びはっきり考えられるようになります。

7. もう一度やってみましょう。

   実演を繰り返します。

1. あらかじめ短時間の身体活動を行なってエネルギーを少し発生させておくのも役に立ちます。そうしておくと，実演中，子どもたちは自分が落ち着いていくのを感じることができます。実演の前に集中して落ち着き，リラックスしていると感じられるようになったとしても，最後にはやはり同じように感じることでしょう。

2. 瞑想は，心を空っぽにするとか，考えを頭から追い出すというようなものではありませんが，なかには，そういうものだと思っている子どももいます。また，子どもは，瞑想しているときにさまざまな考えが浮かんでくるのは「悪いこと」だと信じている可能性もあります。ボールのなかでぐるぐる回っているキラキラ同様，考えや感情は美しいものであることを指摘すれば，子どもたちは，美しい考えでも気を散らしうることを理解できるようになります。

3. 低年齢の子どもがメタファーを理解するようになったら，過剰に興奮したり動揺したりしているときに呼吸に集中できるよう，穏やかな促しとして，「きみのキラキラを底に沈めることができるかどうか，見てみましょう」というようなフレーズを使いましょう。

4. キラキラはボールの底に沈むだけで，消えてしまうわけではありません。それと同様に，瞑想は日々の生活のストレスを取り除くわけではないことを指摘しましょう。瞑想は，過剰に興奮したり動揺したりしているときにリラックスして気持ちを落ち着けることを教えてくれるので，ストレスを完全に取り除きはしませんが，ストレスにうまく対処できるよう手助けしてくれます。その結果，わたしたちは自分の内面や周囲で起きていることをはっきり見られるようになります。

　子どもが自分の考えていることと自分の体の感じ方の間につながりがあることを信じていない場合，心を鎮めるためのツールは何の役にも立ちません。次のゲームでレモンをかじっているところを想像すれば，疑ぐり深い人でも心身のつながりをじかに体験することができます。通常，レモンをかじることを考えるだけで，たとえ目に入るところにレモンがなくても，子どもは口をすぼめたり，口につばが出てきたりします。

心身のつながり

レモンをかじるところを想像して，心のなかで起きていることと体のなかで起きていることとのつながりを理解できるようにします。

ライフ・スキル 集中する，見る
対象年齢 年長の子ども，ティーンエイジャー

ゲームの進め方

1. 語りかけのポイント 考えを変えて，体の感じ方を変えられますか？　体の感じ方を変えて，考えを変えられますか？　感情を変えて，体の感じ方を変えられますか？　体の感じ方を変えて，感情を変えられますか？

2. 両手を膝に置き，背筋をまっすぐに伸ばして座って，体の力を抜き，目を閉じます。

3. 食卓にいる自分の姿を心に思い描きます。目の前にレモンがあります。そのレモンを手に取っているところを想像しましょう。それは湿っていて冷たく感じられます。そのレモンを半分に切り，片方を持ち上げて香りをかいだあと，それをかじっている自分を想像します。口のなかに何か変化がありますか？

4. 語りかけのポイント レモンをかじっていることについて考えると，実際にそうしているかのように，体は反応しましたか？　これは心身のつながりを示す例ですか？　心身のつながりを示す例をほかに挙げることができますか？

ヒント

1. 子どもたちは，あなたが「心身のつながり」という言葉を使って言おうとしていることを理解すると，自分で心身のつながりに気づくようになります。気づいたつながりをいくつか話すよう，子どもたちに頼みましょう。

2. 指導している子どもが複数の場合は，第3章で取り上げている「ピンキー・ポインティング」〔小指（ピンキー）を使って上下左右などを指す動

鎮める

作〕を利用して，ほかの子どもたちもストレスに対して同じような反応をしていることが多いということを理解しやすくしてあげましょう。

3. 誘導視覚化の指示を聞いているとき，子どもたちはよく，その指示に従わずに，それを分析しています。分析していると，現在という瞬間から切り離されます。これは，必ずしも全員が身体的反応を体験するわけではない理由のひとつです。視覚化はたぶん練習によって変化しますので，初回にレモンの視覚化がうまくいかなくても，別の日にまた試してみてください。

　2つのゲーム「**心身のつながり**」と「**はっきり見る**」によって概念的な土台ができると，それを足がかりにして，増大したストレスや心理的なプレッシャー，それらのネガティブな影響の軽減法について，会話を進めることができます。心が体に影響を与える例を挙げるよう，子どもやティーンエイジャーに言うと，たいてい，心配事があると胃が痛くなるとか，悩んでいるときやひどく興奮しているときには眠れないといった報告があります。そういう体験は誰にもあることがわかると子どもは安心できるので，自分の身に起こった同様の体験を話すのは有用だとわたしは思っています。心身のつながりの例を出すときは，気分を良くしてくれる思考や感情の例も忘れないでください。こうして土台を築けば，それを足がかりにして，親切心の視覚化に関連する同様の話し合いを進めることができます。親切心の視覚化は，本書第Ⅲ部・第8章で取り上げます。

注意を固定しておくアンカー

II

見る
&
リフレーミングする

2匹の若い魚が並んで泳いでいると，たまたま反対方向に泳いでいく年長の魚に出会いました。年長の魚は2匹に会釈し，「おはよう，坊やたち。水の調子はどうだい？」と言いました。2匹はほんのしばらく泳ぎつづけましたが，やがて1匹がもう1匹のほうを見て訊ねました。「水って，いったい何のことだ？」

　デイヴィッド・フォスター・ウォレスはケニヨン・カレッジの卒業生に向けて，2005年の訓示の冒頭で，この話の要点を述べています。つまり，もっとも明らかで基本的な日常的現実はしばしば，見るのも語るのもきわめて難しいということです。カリフォルニア大学ロサンゼルス校の幼児ケアセンターが行なった調査研究で指導をしていたとき，保育園の教室のホワイトボードに**雰囲気**という単語が書いてあるのを見て，わたしはウォレスの魚の話を思い出しました。わたしは事務局長のゲイ・マクドナルドに，**雰囲気**という言葉は4歳の生徒たちには難しすぎるのではないかと訊ねました。すると彼女は，適切な文脈で教えれば，小さな子どもたちでも難しい言葉を学ぶことができることに気づかせてくれました。黙想トレーニングを貫いている大局的なコンセプトは，たとえ子どもの発達レベルを大きく越えていても，わかりやすく説明することもできるし，楽しく教えることもできるということなのでしょう。ウォレスの話に出てくる若い魚が，自分では説明できないもののなかでいかにも幸せそうに泳ぐように，子どもたちも，概念としては理解していない叡智と思いやりという資質を，いかにも幸せそうに体現します。長く瞑想を実践してきたわたしたちの多くも，そうした資質のなかには自分の概念的理解も越えるものがあることを謙虚な気持ちで認めています。

　瞑想には庭仕事と共通する点がいくつかあり，そのひとつが準備の重要性です。庭仕事を始めたばかりの人が犯す最大の間違いは，土の準備をしないで種を蒔くことです。種蒔きの前には花壇から石を取り除くという時間のかかる肉体的努力が必要です。これと同様に，瞑想ではまず，苦しみの原因となる思考パターンや行動パターンを見つけるという時間のかかる精神的努力が必要です。そうしたパターンを変えるには，さら

43

見る＆リフレーミングする

に長い努力が必要になります。パターンや行動を変えるためには世界観を変える必要があり，これはたいてい，長く多難なプロセスになる傾向があります。とは言え，子どもたちが勇気をくじかれる必要はまったくありません。庭の作り手は土から石を取り除くためにつるはしを使いますが，この内的ワークには，心のつるはしではなく，ちょっとした優しさとユーモアのセンスで取り組むほうがずっと役に立つということを憶えておくだけでいいのです。

——— 3 ———

偏見のない心[オープンマインド]

　もう大人になった息子が，今でも役に立つと思って忘れないようにしている話があると言います。次に何が起きるのかは誰にも確実にはわからないという，塞翁が馬の訓話です。

　ある朝，農夫の父親と息子は目を醒まし，馬が逃げ出したことを知りました。うわさはあっという間に広がり，隣人がそれを聞きつけ，声を上げて言いました。「なんて運が悪いんでしょう！」それを聞いた農夫は答えました。「それはどうかなぁ」

　やがて馬は，見事な牡馬と共に戻ってきました。隣人は，「なんてすばらしいんでしょう！」と大声を上げましたが，農夫は「それはどうかなぁ」と言いました。

　農夫の息子がその牡馬に乗ると，馬は息子を振り落とそうと跳ねはじめました。馬をなだめようとしていた息子は地面に振り落とされ，脚を折ってしまいました。隣人は，「なんて恐ろしいことでしょう！」と叫びました。農夫はまた，「それはどうかなぁ」と返答しました。

　戦争が始まり，村中の若者が軍隊に召集されるなか，農夫の息子だけは村に残っていました。脚が折れていたからです。隣人が農夫

にお祝いを伝えると，農夫は肩をすくめて言いました。「それはどうかなぁ」

マインドフルネスと瞑想によって，子ども——とその親——はこの話の農夫同様，複雑さと不確実さが苦にならなくなります。わたしたちの多くは，そうなることでホッとします。

ジョセフ・ゴールドスタインは米国瞑想指導者の先駆けとなった人物であり，インサイト・メディテーション・ソサエティの共同創設者でもありますが，以前ロサンゼルスで行なった講演で，黙想の二派間にある不調和を解決しようとしたことについて語りました。ゴールドスタインは満員の聴衆席に向かい，自分はいずれの見解が正しいのかを明らかにしようと苦しんできたが，結局，片方が正しく，もう片方が間違っているとする必要はないことに気づいたと語り，「いやまあ，それでホッとしました」と言いました。この講演から7年後，彼はPBS（公共放送網）テレビ・ネットワークのウェブサイトに投稿した記事のなかで，わからなくてホッとすることについて，詳しく述べています。

わたしたちには，多くのことがわかっているわけではありません。自分で思っているほどにはわかっていません。そして，さまざまな見解や判断——とりわけ自分がわかっていないことに関する見解や判断——への愛着を断ち切ると，実にホッとします。わたしの心のなかには新しいマントラができあがりつつあります。それは「誰にもわからない」というマントラです。この「わからない」というのは，うろたえるということでも，混乱するということでもありません。それはまさに新鮮な空気のようなもの，心を開いているということです。わからないということは，まだ答えが見つかっていないそうした興味深い問題に関して，偏見のない心でいるというだけのことです。

年長の子ども，特にティーンエイジャーが，必ずしもすべての答えを出す必要がなくなって気が楽になると，わからないということと通常結びついている否定的な含みがくつがえされる可能性があります。すぐに答えを突きとめなくてはならないという縛りが緩むと，子どもは今起きているあらゆることに対して，切迫感が低下した状態で対応できるようになります。そして，ほかのさまざまな観点を受け入れやすくなり，すぐそこで自分を待ち受けているかもしれないことに対する関心が高まります。

　同じことが親についても言えます。マイラ・カバット・ジンとその夫ジョン・カバット・ジン博士は，子育てに関する共著 "Everyday Blessings" のなかで，偏見のない心を維持することの恩恵について語っています。ジョン・カバット・ジンは非宗教的なマインドフルネス運動の主唱者で，マサチューセッツ大学医学大学院でマインドフルネス・ストレス低減法（MBSR）を開発し，マインドフルネスに関する本を数多く書いています。以下は2人の言葉です。

　　我が子たちと日々の暮らしを送っていくうえで本当に大切なことを心に留めておくというのも，マインドフルな子育てのひとつです。たいていの場合，わたしたちは何が本当に大切なのかを自分に言い聞かせなくてはいけなかったり，それどころか，今はわからないと認めなくてはいけなかったりします。というのも，日々の暮らしの筋道や意味，方向は簡単に見つからなくなるからです。けれども，ひどく苦しんでいるさなかにも，時には親として最悪な瞬間にさえも，わたしたちは慎重に一歩下がり，まるで初めてのことのように新たな視点から「今，本当に大切なことは何だろう？」と自問しつつ，再び一から始めることができます。

　どのような経験も唯一無二であり，各瞬間を生むことになる原因と条件は無数にあります。子どもがある体験をあらゆる角度から眺めようと

最善を尽くしても，すべてを明らかにすることはどうしてもできません。チベットの精神的指導者ダライ・ラマは『ダライ・ラマ　宗教を越えて』（サンガ）のなかで，どれだけがんばっても全体像を見ることはできないと指摘しています。彼の言おうとしていることを感じ取るためには，少し時間を取り，この瞬間を生み出し変化しつづける原因と条件の驚くべき複雑な関係について，じっくり考えてみることです。

　もしあなたの両親がめぐりあわなかったら，あなたは生まれてはいなかったでしょう。もしあなたの祖父母が出会わなかったら，あなたの両親はこの地上に降り立つことはなかったでしょうし，あなたもここにはいなかったでしょう。何世代にも及ぶあなたの先祖たちが出会い，子どもをもち，その子どもが連綿と続く因果関係を形成する無数のリンクのひとつになったおかげで，あなたは本書を読むことができたのです。もしあなたがわたしの血縁でないなら，わたしはまったく別の家系から発生した「原因と条件」です。わたしの先祖一人ひとりが，生きて愛して子どもをもつことがなかったら，あなたは本書を読むことができなかったでしょう。わたしがこうして本書を書くことはなかったでしょうから。

　わたしたちが双方ともここにいるのは神の計画によるものかどうか，運命の荒々しい一撃によるものか，その中間の何かによるものかは別として，この地球は，地上のあらゆるものやあらゆる人と共に常に変化しつづけ，互いに依存し合う，不可思議なパズルです。ダライ・ラマはこの圧倒されるような概念に関して，こんなふうに安心させてくれます。

　　当然ながら，どれだけがんばろうとも，人間の識別力は常に不完全です。もし仏陀のようにすぐれた洞察力があるのでもなく，神のように全知でもないなら，わたしたちが全体像を見ることはけっしてなく，あらゆる状況を引き起こしている原因をすべて知ることはけっしてないでしょう。さらに，自分の行動の結果をすべて予測することもできません。なんらかの不確実な要素が必ずあるはずです。このことを認めておくことは重要ですが，それを心配するにはおよ

びません。ましてや，合理的な判断や予想ができないことを悲観するべきでもありません。代わりに，適切に謙虚になり，適切に用心して，自分の行動を加減するべきです。時に，答えがわかっていないことを認めることは，それ自体が助けとなることもあります。

　幼い子どもはまだ，あらゆる瞬間を生み出している無数の原因と条件が縫い込まれた途方もないキルトを理解する準備はできていません。そういう子どもでも，あらゆる疑問に対する答えをすべて知る必要はないと考えて気が楽になれば，はっきりわからないことに直面しても少しは安心していられます。ジョン・ロウの挿絵によるアンナカ・ハリスの絵本 "*I Wonder*" のなかで，エヴァと母親は月の明るい夜，森のなかを歩いています。母親がエヴァに質問すると，エヴァは答えがわからなくて困っている様子です。母親は，「わからないって言っていいのよ」と言ってエヴァを安心させます。どのみち，親にもあらゆる質問の答えがすべてわかっているわけではありません。新たに芽生えた自信に支えられて創造性を解き放たれたエヴァは，次から次へと質問します。「どうして月と地球はいつもすぐ近くにいるの？」「お友だちなの？」「チョウチョは，あたしのところに来る前はどこにいたの？」エヴァは今，はっきりわからないことがあっても不安に思ったりせず，母親と一緒に探検できる人生の不可思議にわくわくしています。

　次のゲームでは，小さな子どもたちが謎めいた箱の中身を当てます。ゲーム「**謎の箱**」は，何か新しいことを始めたり，疑問の答えがわからなかったり，次に何が起きるかわからなかったりする状態がどういうものかについて話し合うための，楽しい足がかりになります。ゲームを始める前の準備として，子どもたちが見ていないところで謎の箱に楽しいものをいろいろ詰めてふたを閉じ，それを子どもたちの前に運んで，子どもたちから少し離れたところに置きます。

偏見のない心

謎の箱

謎めいた箱の中身を当ててもらうことで，質問されても答えがわからないときにどう感じるかに気づきます。

ライフ・スキル 見る，リフレーミングする　　対象年齢 低年齢の子ども

ゲームの進め方

1. 謎の箱のなかに何が入っているか，当てましょう。

子どもたちが推測した答えを聴きます。

2. 語りかけのポイント 中身がわからないというのは，どんな感じですか？
わくわくしますか？　イライラしますか？　ほかにはどうですか？

3. 箱を抱えてその感触を味わう，箱を見る，箱を振るなどしましょう。
でも，開けてはいけません。

なかに何が入っているか，ほかに思いつきましたか？

子どもたちが推測した答えを聴きます。

4. 箱を開けて，見てみましょう。

5. 語りかけのポイント 次に何が起きるのかわからないというのは，どんな感じですか？　新しいことをしてみるのは好きですか？　それとも，なんであれ，新しいことを試すのは嫌いですか？　あれかなと思っていたのが，これだとわかるというのは，どんな感じですか？　プレゼントの包みを開けるのを待つ，友だちの家に行くのを待つ，ブランコの順番を待つなど，何かを待たなくてはならないとき，どういう気持ちになりますか？

ヒント

1. 箱のなかに入れるもの：ペーパー・クリップ，花，ゴム風船，レゴ，消しゴムなど。

2. 相手が幼児の場合は，箱の中身を当てはじめる前に，どういうものが入っているか，いくつか例を挙げておくといいでしょう。

3. 箱のなかにお楽しみを入れる役と，中身を当てる役を，子どもたちに交代でさせましょう。

見る＆リフレーミングする

「**全体像**」というゲームをすると，年長の子どもやティーンエイジャーは，自分でいろいろ調べられること，結論に至るまでにこれまで学んだすべてを考察できること，問いに正確に答えるためにはまだ情報が足りないことに気づくようになります。ゲームを始める前に，目を閉じた人々がそれぞれゾウの一部分だけを触っている絵を見せるのも役立ちます。

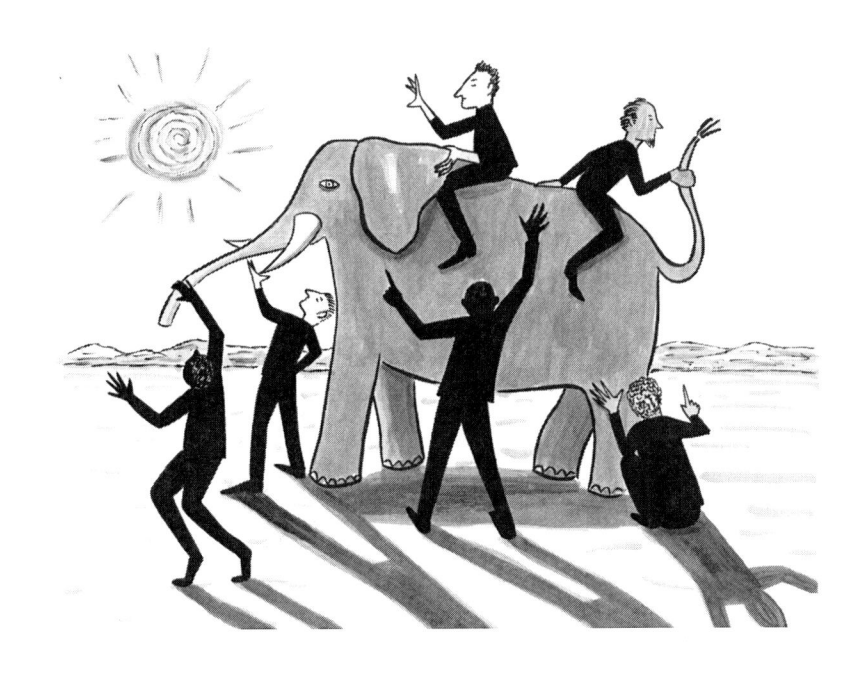

全体像

目を閉じた状態で，あるものの一部分だけを触り，それが何かを当てるというのはどういう感じか，想像します。自分が何を信じるかは，自分のもっている情報次第だということを学びます。

ライフ・スキル 見る，リフレーミングする 　　対象年齢 全年齢層

話し合いの進め方

1. 目を閉じた状態でゾウの一部分を触り，触っているものが何かを当てるようにと言われたら，どうなるでしょうか？　正しく言い当てられるでしょうか？
   - もしゾウの鼻だけに触ったとしたら，何だと思うでしょうか？（ちょっとひと言：ゾウの鼻は，ヘビやホースのように長くて丸い）
   - もしゾウの脚だけに触ったとしたら，何だと思うでしょうか？（ちょっとひと言：ゾウの脚は，木の幹のように大きくて丸い）
   - もしゾウの牙だけに触ったとしたら，何だと思うでしょうか？（ちょっとひと言：ゾウの牙は，ナイフのように尖っている）
   - もしゾウの耳だけに触ったとしたら，何だと思うでしょうか？（ちょっとひと言：ゾウの耳は，うちわのように薄くて幅がある）

2. 語りかけのポイント 全情報をもっていなかったせいであなたが誰かを誤解したときの話をしましょう。すべての事情を知らなかったせいで誰かがあなたを誤解したときの話をしましょう。

ヒント

1. このゲームを幼児にさせるときは，子どもから見えない少し離れたところに，大きなぬいぐるみの動物を置いておきます。そして，目を閉じた幼児にそのぬいぐるみの一部分（脚，耳，丸いおなか）だけを触らせ，それが何かを当ててもらいましょう。幼児が興奮して目を閉じていられそうにないと判断したら，目隠しを使います（ロバの絵にしっぽをつけるゲーム〔福笑いに似たゲーム〕でする目隠しと同じようにします）。

子どもたちはたいてい，触っているものが何かを当てることができません。全体像を見られないからです。でも，もし全体像を見られたとしても，子どもによって違うものを見てしまったら，どうしましょう？　ある子どもは正しくて，ある子どもは間違っているとしなくてはいけないでしょうか？　あるいは，同じものでも異なって見える可能性もあるのでしょうか？　子どもたちは次のゲーム「アヒル？ それともウサギ？」のなかでその答えを見つけるでしょう。このゲームは，アヒルかウサギのいずれかに見えるけれども，同時にその両方には見えないという，有名な目の錯覚に基づいたものです。このどちらにも見える絵は，20世紀の初めにアメリカ人の心理学者ジョゼフ・ジャストローによって，まず世に広められました。ルートヴィヒ・ウィトゲンシュタインはオーストリアで生まれ，のちにイギリスの市民権を獲得した哲学者ですが，この絵は，彼の著作を通して哲学者たちの間でとてもよく知られています。次のゲームは巻末の付録にあるアヒル／ウサギの絵を使ってください。

アヒル？ それともウサギ？

アヒルとウサギの両方に見える絵をよく見て，場合によっては複数のものでありうるという点について，理解を深めます。

| ライフ・スキル | 見る，リフレーミングする | | 対象年齢 | 全年齢層 |

ⓘ 話し合いの進め方
1. みんなで一緒に絵を見ましょう。
　 絵をみんなに見せます。

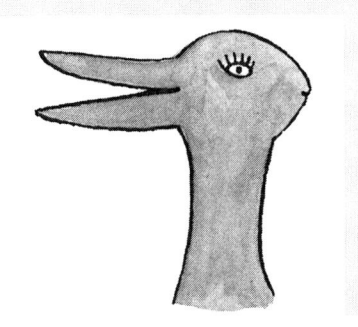

2. これはアヒルでしょうか？　それとも，ウサギでしょうか？
**まずは子どもたちに回答させ，そのあと，自分の推測も伝えます（も
しアヒルもウサギも選ばない子どもがいたら，その子どもの回答を取
り上げ，どうしてその動物にも見えるのかをみんなに説明します）。**

3. もう一度絵を見て，今度は違って見えるか確かめます。どう思います
か？　アヒルですか？　それとも，ウサギですか？

4. 誰が正しくて，誰が間違っているのでしょう？

5. さらにもう一度絵を見ましょう。今度はどう見えますか？　意見が変
わりましたか？

6. 語りかけのポイント　この絵は本当にアヒルもしくはウサギを想定したもの
だと思いますか？　両方という可能性はありませんか？

ヒント

1. エイミー・クローズ・ローゼンタールとトム・リヒテンヘルドはこの
アヒル／ウサギの絵をもとにした独創的な絵本『アヒルだってば！　ウ
サギでしょ！』（サンマーク出版）を作りました。この本を自分の子ど
もと一緒に読んで，上記の語りかけのポイントに関する会話をふくら
ませることができます。

　手ぶりで質問に答える次のゲームもまた，どこにでも——日常のあり
ふれた出来事にも——存在する複雑さや矛盾を明らかにしています。

見る＆リフレーミングする

ピンキー・ポインティング

小指を使って上下左右を指す動作に手助けしてもらい，今どう感じているかに気づき，それを他者に伝えます。

ライフ・スキル 見る，リフレーミングする　　対象年齢 全年齢層

ゲームの進め方

1. わたしたちは実にさまざまな感じ方ができます。幸せだと感じることもあれば，悲しい，疲れた，わくわくすると感じることもあります。そして，これらはすべて，ごく自然な感情です。感じ方に正しいも間違っているもなく，感情は変化します。たぶん今は，今朝とは違う感じ方をしているでしょうし，時間が経てば，また今とは違う感じ方をするでしょう。わたしたちは互いに同じ感じ方をすることもあれば，異なる感じ方をすることもあり，どちらもオーケーです。

2. ひと息ついて，今どう感じているかに注目しましょう。

3. これから質問をします。わたしが「1, 2, 3, はい！」と言ったら，みんないっせいに小指でそれに答えて，答えがみんなにわかるようにしてください。

4. 質問です。今じっと座っているのは楽ですか？　それとも，つらいですか？　もし楽なら，小指で下を指し，もしつらいなら，小指で上を指し，どちらでもないなら横を指してください。1, 2, 3, はい！

5. 小指の向きはそのままにしていてください。そうすれば，一人ひとりが今どう感じているかが全員にわかります。答えに正しいも間違っているもないことを忘れないでください。面白いですね！
子どもたちが熱中している間は質問を続けます。

ヒント

1. ピンキー・ポインティングは，物事を調整する際の質問（たとえば「休憩を取りたい人は？」など）をするときの楽しくて効率的な方法ですが，わたしたちは通常，子どもたちがそのときどう感じているかを調べるために使っています。たとえば，「元気いっぱいですか？　それと

偏見のない心

も，疲れていますか？」「冷静ですか？　それとも，興奮していますか？」「リラックスしていますか？　それとも，緊張していますか？」などと質問できるかもしれません。

2. 小指の向きをそのままにして周りを見回せば，ほかの子どもたちが同じ質問にどう答えたかを知ることができます。意見に相違があるのは予想されていることですが，誰もが同じ意見ではないと知ると，目を丸くする子どももいます。一方，グループから孤立していると感じている子どもはしばしば，ほかの子どもたちが自分と同じ答え方をしているのを知って嬉しく思います。

3. 特定の手の動作が肯定的な内容や否定的な内容とできるだけ結びつかないようにするために，どういう場合に小指で上下左右を指すかを変えましょう。たとえば，最初，「じっと座っているのがつらい」場合に小指で上を指してもらったら，次は，「じっと座っているのが楽」な場合に同じ動作をしてもらいます。こうすることで，回答と結びつきやすい反射的な判断（たとえば，怒りは悪で，感謝は善などの判断）をする土台を崩し，子どもたちが偏見のない心（オープンマインド）で自分の内的世界や外的世界で起こっていることを観察できる環境を創ります。

4. 年長の子どもやティーンエイジャーは時に，「ピンキー・ポインティング」という名称にためらいを感じることがあります。そういう場合は，名称を「親指ゲーム」に変え，親指を上下左右に向けて質問に答えてもらいましょう。

　心は思考や感情や信念が束になったもので，そうした思考や感情や信念は多面的であり，時には矛盾していることもあります。けれども，子どもは自分の内面や周囲で起こっていることを理解し，コントロールしようとして，体験を過度に単純化します。子ども（や親）は内的世界のさまざまな面を，白黒や善悪，正邪，アヒルもしくはウサギのラベルを貼って，いくつかのカテゴリーに縮小する傾向があります。外的世界で起きることを区分する傾向もあります。けれども，人生はこうしたタイプの二元的思考ができるほど単純ではありませんし，人生経験は普通，

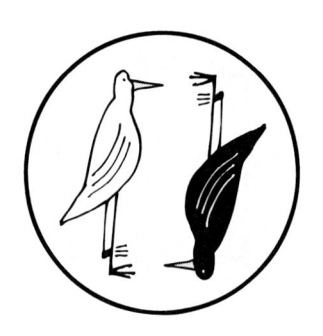

このようにきっちり分類できるものではありません。「見る」ライフ・スキルと「リフレーミングする」ライフ・スキルが身につくと，子どもやティーンエイジャーは，結論に飛びついたり反射的に判断したりしないでいられるようになります。不可思議なことや複雑なことに満ちている体験を偏見のない心_{オープンマインド}で眺められるようになります。

　F・スコット・フィッツジェラルドは，彼の名言としてよく引用される言葉のなかで，偏見のない心について，「第一級の知性を測る基準は，2つの相反する考えをもちながらも，正常に機能する能力を維持できるかどうかだ」と説明しています。マインドフルネスと瞑想は，子どもがまさにそうできるように手助けします。若い瞑想家たちは，相反するものですら互いに依存し合っていること，また，そういう2つ——たとえば，陰と陽，買い手と売り手，教師と生徒，親と子——を同時に心に抱きうることに気づいています。

—4—

感謝の気持ち

　どのようなことでも，執着しすぎればストレスが溜まります。この洞察は歴史上の人物である仏陀にまで遡ることができます。仏陀とはゴータマ・シッダールタという名の王子で，紀元前400年から600年あたりに北インドで生まれています。父親の王にとっては無念なことでしたが，王子は29歳のとき気楽な王族の生活を捨て，放浪の僧となりました。

　数年さすらったのち，仏陀はインドのブッダガヤで瞑想するために菩提樹の下に座り，悟りを得るまではそこを動くまいと心に決めました。そして，そこで人間の存在に関する4つの洞察を得ました。すなわち，苦しみは人生の一部である（すべてではなく一部のみ），苦しみには原因がある，苦しみには終わりがある，わたしたちには苦しみを終わらせる方法がある（これがもっとも良いこと）の4つです。以来2,500年余の間，無数の科学者や哲学者，詩人たちがこの4つの洞察を，分野を越えて支持してきました。ドクター・スース〔アメリカの絵本作家〕は，有名な作品のひとつ『きみの行く道』（河出書房新社）のなかで，第一の洞察を，「こんなことは言いたかないが／残念ながら本当さ／良い日もあれば／悪い日もある」と言い換えています。次に紹介する話はわたしのお気に入りのひとつで，何かに執着しすぎると無用の苦痛を引き起こしうることを説明しています。

見る＆リフレーミングする

狩人が竹かごのなかにバナナを置き，サルをつかまえる罠を仕掛けました。かごの上部には何本か棒が渡してあり，棒と棒の間は，サルの平手は入っても，バナナをつかんだ手は抜けない幅になっています。そこへサルがやってきて，罠の上に乗り，なかのバナナを見ると，手を伸ばしてそれをつかみました。いったんバナナをつかんだサルは，どうしてもそれを放そうとせず，つかまってしまいました。握った手を開くだけで自由になれたのに，なんとしてもこのバナナを手に入れたくて，放そうとはしなかったのです。

　サルはありふれた罠にはまってしまいました。自分が幸せになれるはずだと思う行動（バナナを食べること）を追求しつづけ，自分が不幸になるはずだと思う行動（バナナを失うこと）を避けようとしたからです。この話の教訓は，バナナを落とせということでしょうか？　そういう場合もあるでしょうが，いつもそうとは限りません。もし現実の世界で罠にはまったら，メタファーの「バナナ」を落とすというのは，たしかにすべきことです。けれども，わたしたちの「バナナ」とわたしたちの苦しみとの因果関係は，通常，この話のなかの因果関係よりも繊細です。よくあることですが，苦しみに対応するには，一般的な2つの方法——苦痛の完全無視，または，あらゆる角度からの考察——を取るよりも，放っておくほうがうまくいきます。

　一般的な2つの方法には，以下の問題があります。すなわち，自分の苦しみを無視したり，何度も繰り返し考えたりすると，不快感が高まりそうだということです。このありがちなパターンから抜け出すには，苦しみとの関わり方を変え，それを隠したり分析したりしないで味わうのです。そうすると，心のなかの活動は落ち着き，内面や周囲で起きていることをもっとはっきりと見て，あまり反発しないでいられるようになります。心身の苦痛に対するこの関わり方は，普通の行動様式——ある程度の時間をかけて解明し，さらに時間をかけて実行するというやり方——からの転換となるため，きわめて経験豊富な瞑想家ですら，その

感謝の気持ち

途上で多々苦しみます。

　幸いなことに，苦しみは重要な洞察を生み出すことができます。エッセイストで小説家のピコ・アイヤーは『ニューヨーク・タイムズ』紙のオピニオン欄で苦しみの価値を考察しています。

　　あらゆる伝統における賢者が，苦しみは明晰さと啓発をもたらすと言っている。仏陀は，苦しみは人生の第一原則であるとし，苦しみの一部が自分自身の間違った考え——私利を大事にすること——から発生している限りにおいて，その解決策は自らの内にあるとしている。たとえば，自分のことを深刻に考えすぎることが，苦しみの原因や結果となるケースもあるかもしれない。わたしはかつて日本で，禅の修行を積んだ90代の画家に会ったことがあるが，彼は，苦しみは恩典だと言った。わたしたちは苦しむことによって本質的な事柄について考えるようになり，近視眼的な自己満足から抜け出そうとすると言うのである。彼が少年だったころは，苦しんだら罰を受けると信じられていたそうで，だから，苦しみが隠れた恩恵であることは明らかだと言った。

　苦しみが隠れた恩恵になるのは，年長の子ども（や親）が苦しみによって生まれた機会を活用できるようになり，自分の内面や周囲で起きていることに対する気づきが高まったときです。わたしたちは健康と生活充足感がもろくてはかないものであることに気づいたとき，「万物は変化する」というテーマが日常生活に明示されていることを理解します。自分自身の幸せが複雑で移ろいやすく，かつ，他者の幸せと共存するものだとわかったとき，別のテーマ「相互依存」を認めます。そして，思考や感情も複雑で相関し，絶えず変化していることを思い出したとき，前2つのテーマに同意しながら，3つ目のテーマ「偏見のない心^{オープンマインド}」をもちつづけようとします。さらに，善良な人々にも悪いことが起きることを「受容」したとき，マインドフルネスの第一の洞察——苦しみは人生の一部

見る＆リフレーミングする

である——をはっきり理解します。このような内省は苦しみをきっかけにして生まれる傾向がありますが，この内省を続けると，今起きていることに関する「明晰さ」が増し，ささいな心配事ではあまり深刻にならないようになります。

　ピコ・アイヤーは私利を大事にすることを苦しみの原因と結果だと指摘していますし，人生が順調なときに自己中心的なことに心を奪われるのは自然なことです。けれども，人生に困難が生じたとき，相互依存や万物が変化すること，明晰さ，受容，偏見のない心といったテーマについて内省すれば，わたしたちはそれに励まされて，一歩退いたところから原因と条件を広く大きくとらえ，苦しみのより大きな全体像を眺められるようになります（つまり，「因果」というテーマを認識できるようになるのです）。

　わたしたちのレンズが拡大するにつれて，自己中心的な関心はしばしば，もっと根本的な問題によって小さく見えるようになり，相対的に重要でないように思えてきます。苦しみがなんとか耐えられるものになるよう，さまざまな人が，場所が，物事が手を貸してくれていることに気

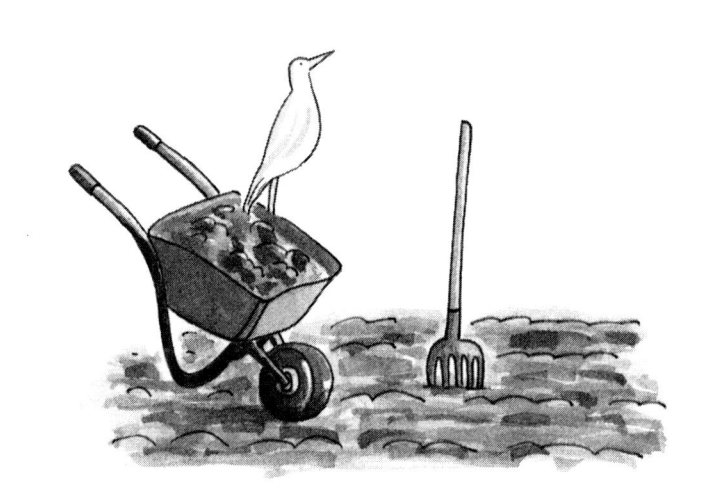

づくと，苦しみの裏にある「感謝」の気持ちが湧き上がってきます。やがて，たとえ苦しみのさなかにいても，叡智と思いやりに満ちた世界観によって織り上げられるさらに2つのテーマ，「感謝」と「親切心」をもって，比較的容易にほかの人たちのことを考えられるようになるのです。

そうは言っても，子どもたちはものの見方を広げるために苦しむ必要はありません。次のゲームは，ベトナムの格言「果物を食べるときには，その木を植えた人のことを考えよ」によって要約できるシンプルな方法を利用しています。ゲーム「**お百姓さんに感謝しよう**」は，相互依存に関する低年齢の子どもの気づきを高めると同時に，このセクションで子どもたちがじっくり考えることになる2つのテーマ，親切心と感謝を実践する機会を提供します。このゲームは，年長の子どもやティーンエイジャーには子どもっぽいと感じられるかもしれませんが，土台となっているベトナムの格言についてじっくり考えるのは，ためになるでしょう。

では，子どもたちが食事できる心地よい場所を見つけ，数粒のレーズンを入れたカップを一人ひとりに用意して，ゲームを始めましょう。

お百姓さんに感謝しよう

レーズンを食べる前に，そのレーズンがブドウの木からテーブルにたどりつくまでの旅に関わった人や場所，物事に感謝します。

ライフ・スキル 見る，リフレーミングする　　対象年齢 低年齢の子ども

ゲームの進め方

1. レーズンをひと粒，つまみましょう。でも，それを食べる前に，それがブドウの木からどうやって自分の手のなかに来たかを考えましょう。
   - 土地を肥やした虫たちのことを考えましょう。……ありがとう，虫たち！
   - ブドウの木を育てた太陽と雨のことを考えましょう。……ありがとう，自然！

- ブドウの木の世話をし，ブドウを収穫したお百姓さんのことを考えましょう。……ありがとう，お百姓さん！
- ブドウを収穫して乾燥させ，レーズンとして箱詰めしてくれた人のことを考えましょう。……その仕事をしてくれた人たち，ありがとう！
- レーズンをお店まで運んでくれたトラックの運転手さんのことを考えましょう。……ありがとう，トラックの運転手さん！
- レーズンを買い，あなたのところまでもってきてくれた人のことを考えましょう。……（子どもたちはあなたに「ありがとう！」と言います）

2. どういたしまして！　では，レーズンを食べましょう。最初はかまないで，しばらく口のなかに入れたままにして，レーズンがどんな感じか，気づいてください。それから，しばらくの間，よくかみましょう。そして，最後に飲み込みます。それぞれの段階がどんな感じか，よく注意してください。

3. 語りかけのポイント 自分が食べるものについて，これまでこんなふうに考えたことはありますか？　レーズンについて，今，これまでとは違うことを思っていますか？

　わたしたちには一般的に，**今もっているもの**をありがたいと思うよりも，**今もっていないもの**により多く注目する傾向があります。親は時に，より多く——より良い仕事，より長い休暇，より多くの銀行預金——を望み，時により少なく——クレジットカードの請求額，体重計に乗ったときの数値——を望みます。そして，時に子どもや家族のために，自分が提供できる以上のものを望みます。こうした例のいずれを見ても，わたしたちは今もっているものよりも，今欠けているものに焦点を絞っていることがわかります。一部の科学者は，このネガティブなバイアスを進化によるものだとしています。脳からすれば，悪いニュースは危険を知らせる信号であり，脳はほかの何よりも生存を優先するよう進化したため，脳には良いニュースよりも悪いニュースに強く対応するような神経回路が組み込まれているというのです。けれども，このネガティブな

バイアスは，すでに自分の人生で手にしているものについて考え，それに感謝することによって反転させることができます。

　色画用紙をテープ状に切ったものをかごに入れ，装飾用の材料を用意して，次のゲームを始めましょう。

感謝の鎖

感謝の気持ちを書き留めて，今もっているものを自覚し，ちょっとした親切な行動のもつポジティブな効果を見ます。

| ライフ・スキル | 見る，リフレーミングする | 対象年齢 | 低年齢の子ども |

ゲームの進め方

1. 語りかけのポイント　あなたはこれまで，どういう形で人に助けてもらったことがありますか？「ありがたいという気持ち」「感謝」とは何でしょう？

2. みんなで感謝の鎖を作りましょう。まず，ここにある紙テープに，ありがたいと思っていることを書きます。それから，そのテープに飾りをつけ，それをつなげて鎖を作ります。

3. 語りかけのポイント　人や物に感謝すると，どんな感じがしますか？　みんながつながり合うにはどうしたらいいのでしょう？　コミュニティとは何でしょう？

　鎖ができあがったら，子どもたちが有意義な場所にそれをつるすのを手伝います。あるいは，プレゼントとして贈りましょう。

ヒント

1. 感謝のゲームは，自分が知り合いとも知らない人とも，想像できないような形でつながっていることを子どもたちに自覚させることで，相互依存というテーマを強化します。たとえば，テーブルに食事が並ぶまでには，おおぜいの人（農夫，食料を売る人，料理をする人）が関わっていること，自分の大好きなテレビ番組や映画ができあがるまで

には，おおぜいの人（書き手，製作会社の幹部，俳優，ディレクター）が関わっていることなど。

子どもやティーンエイジャーが感謝の練習をするとき，つらい考えや感情が湧き上がってくることがあります。また子どもは，感謝の気持ちをもちなさいという親の言いつけを聞くと，親のおかげで難題が最小限に抑えられていることをはっきりさせるために，親はそう言っているのだと——そうではない場合にさえ——いとも簡単に誤解することもあります。つらい感情が湧き上がってきたら，その感情をごまかしたり，脇に押しやったりするのではなく，広角レンズを使って自分がどう感じているかを見るよう勇気づけましょう。自分の傷ついた気持ちを認め，暮らしのなかの良いことを思い出すとき，子どもたちはここまで探求してきたテーマのひとつ「偏見のない心（オープンマインド）」を体現します。「3つの良いこと」というゲームは，子どもが動揺したり，全体的（ホリスティック）なものの見方をもっとも必要としていたりするときに，その全体的（ホリスティック）な考え方を実践する機会を提供してくれます。

3つの良いこと

失望するようなことに直面したら，自分の感情を認めたうえで，暮らしのなかの3つの良いことについても考えます。

ライフ・スキル 見る，リフレーミングする　　対象年齢 全年齢層

話し合いの進め方
1. 人や物のせいでがっかりしたことはありますか？
　子どもたちが話すことをよく聴きます。
2. それによって，どんな気持ちになりましたか？
　子どもたちの気持ちを認め，もし適切なら，それらについて話します。

3. たとえ今がっかりしていても，あなたの暮らしには，きっと良いことも起きています。さあ，みんなで良いことを3つ，挙げていきましょう。

ヒント

1. このゲームのポイントは，動揺しているときに動揺していないふりをすることではありません。このことを子どもたちにしっかり伝えてください。鍵は，同時に2つのことを感じられることを思い出してもらうことです。さまざまな難題に直面して，悲しみや失望を感じたり，傷ついたと感じたりしながらも，良いことに対してありがたいと思う気持ちを抱くことができます。

2. 子どもやティーンエイジャーが，自分の良いことを3つ見つけるのが難しい場合は，自由に意見を出し合い，いくつか見つけられるよう手助けしましょう。

3. このゲームが自分の感情をなかったことにするものでないことを子どもが理解すると，「3つの良いこと」というフレーズは家族生活で発生するちょっとした不平に対するユーモラスで楽しい対応になりえます。たとえば，幼い子どもがリンゴジュースをこぼし，今にも泣きそうな顔をしているとき，「あらぁ，がっかりだわね。ママがカウンターを拭いている間に，<u>3つの良いこと，言えるかな？</u>」というような対応ができます。

4. 我が子がささいなことにがっかりしたりイライラしたりしているときにも，親は<u>3つの良いこと</u>を言ってごらんと伝え，我が子を勇気づけることができます。

5. 感謝する習慣をつけるために，夕食どきや就寝前，あるいは，家族がそろった別のとき（そして誰も動揺していないとき）に，このゲーム「3つの良いこと」をして楽しみましょう。

　次のゲーム「**人生は楽しい**」は，子どもが自分の課題を受け入れ，そのあと，これまでの人生で体験したポジティブなこともいくつか挙げることによって，より広い文脈のなかにその課題を置くというプロセスを楽しく練習するもので，わたしはこれを冗談めかして，「**泣き言ゲーム**」

見る＆リフレーミングする

と呼んでいます。子どもは，複数なら輪になり，2人なら互いに，ボールを転がし合います。ボールをもった子どもは，何かしらイライラしていることを挙げます。それから，ボールを別の子ども，もしくは相手に向かって転がしながら，「……そして，人生は楽しい」と言います。このゲームは，スピリット・ロック・メディテーション・センターの創設者であり指導者であるジェームズ・バラーツが，89歳になる自分の母親に教えた感謝の実践からヒントを得たものです。ゲーム名は，瞑想の先駆的指導者ジョセフ・ゴールドスタインが自由に使ってほしいと提案してくれました。

人生は楽しい

ボールを往復させ（あるいは，輪のなかで転がし合い）ながら，悩んでいることを挙げていきます。同時に，暮らしのなかの良いことを思い出し，最後に「……そして，人生は楽しい」と付け加えます。

ライフ・スキル 見る，リフレーミングする　　対象年齢 全年齢層

ゲームの進め方

1. このボールを相手に向かって転がします。ボールが自分のところに来たら，悩んでいることをひとつ言いましょう。それから，ボールを次の人に転がして，「……そして，人生は楽しい」と言います。
2. では，わたしから行きますよ。わたし，今日，ネックレスをなくしちゃったわ……
   「……そして，人生は楽しい」と言いながら，別の人にボールを転がします。
3. さあ，今度はあなたが何か言って，ボールを転がしてください。
   ゲームを続けながら，ペースを上げるように誘導しましょう。

感謝の気持ち

感謝は，最初，単なる知的なエクササイズのように感じられるかもしれません。でも，人生が楽しいときに家族で感謝の練習時間をがんばって作り出せば作り出すほど，親も子も，苦しいときに暮らしのなかの良いことに感謝しやすくなります。この変化が起きると，感謝は，その家族の世界観にとって不可欠なものとなり，もう単なる知的エクササイズではなくなります。

── 5 ──

今起きていることに
注意を向ける

　わたしが初めて瞑想のリトリートに参加したころ，マインドフルネスと瞑想はまだ社会のはずれにいました。それが今では，『タイム』誌の表紙にまで進出する勢いです。それでも，主流中の主流とも言える役職「ネットワーク・ニュースのアンカー」に就いているダン・ハリスは，その著書『10% HAPPIER──人気ニュースキャスターが「頭の中のおしゃべり」を黙らせる方法を求めて精神世界を探求する物語』（大和書房）のなかで，マインドフルネスと瞑想には「超自然的で怪しげだ」という問題があると言っています。

　さまざまなブログや人気のある他の文章が，マインドフルネスと瞑想という2つの言葉をやたらと誇大に宣伝したり，単純化しすぎたりしてきたために，曖昧で不正確な新しい意味が生まれています。2つはしばしば同じ意味で用いられますし，少々でたらめの概念を結びつけたものが「マインドフルネス」または「瞑想」と呼ばれている現状も，さらに混乱を増大させています。こうした定義の差異など，一笑に付せるものなら付したいところですが，実はとても重要なことなのです。

　瞑想という言葉は黙想の流派によって定義の仕方が異なります。フランス人の著述家でチベット仏教の僧でもあるマチウ・リカール博士はその著書『Happiness 幸福の探求──人生で最も大切な技術』（評言社）の

なかで，チベット語で瞑想に当たる言葉は「慣れ親しませること」という意味であり，「新しいものの見方，自分の思考を管理する新しい方法，人を理解し世界を体験する新しい方法に，自らを慣れ親しませる」という使い方をする言葉だと説明しています。同様に，わたしが**瞑想**という言葉を使って説明しているのも，「心に直接働きかけて，柔軟で安定した注意を発達させ，自分の内面や周囲で今起きていることを調べ，他者や世界や自分自身に関する洞察を増強し，ポジティブな資質——本書で探求しているテーマのようなもの——を強化することによって，自分自身を自分の心に慣れ親しませる方法」です。

　マインドフルネスという言葉は古代の言語であるサンスクリットとパーリ語に由来するもので，「憶えていること」と定義されていて，注目した対象を憶えている，といった意味で使われます。選んだ対象物に注意を向けつづけ，注意が散漫になって道に迷わないことがないようにするのが，マインドフルな注意の働きです。古典では，**マインドフルネス**という言葉はしばしば，**気づきや知ること**という言葉と共に用いられています。この文脈では，**気づきや知ること**という言葉は，自分の心のなかで今起きていることに注意する能力を言っています。マインドフルネスが身につくと，心のさまざまなプロセス（何を見，聞き，味わい，におい，感じ，考え，直観するか）に関する気づきが高まり，気づきが高まると，現在の心の状態（動揺しているのか，鈍っているのか，警戒しているのか，気が散っているのか）がわかるようになります。

　子どもやティーンエイジャーは瞑想とマインドフルネスを練習することによって，異種の活動間を移動できる柔軟で安定した注意を発達させます。たとえば，注意を，宿題から鳴っている電話に移して，また宿題に戻したり，思考から身体感覚に移して，また課題に戻したりということができるようになります。マインドフルな注意が発達したからと言って，それだけでは，必ずしもあるタイプの行動を別タイプの行動より優先させるようになるとは限りません。年長の子どもやティーンエイジャーは，自分がどこに注意を集中させているかという点とその注意の質につ

いて，年齢相応に発達した気づきを働かせなくてはなりません。特に，マインドフルになっているときは，自分の心がしていることと自分の心の状態に注目しなくてはなりません。

　コートランド・ダールとその同僚らは，ウィスコンシン大学マディソン校のセンター・オヴ・ヘルシー・マインズが出した2015年の報告のなかで，注目のプロセスを説明するために**メタ・アウェアネス**という言葉を科学的文献で用いることを説明し，メタ・アウェアネスがないと，「注目の対象物には気づいているかもしれないが，思考し，感じ，理解するプロセスには気づいていない」と書いています。たとえば，電子機器の前に座り，目を充血させて調べものをしているティーンエイジャーは，自分のしていることにひたすら集中してのめり込んでいますが，自分が何をしているかには気づいていません。つまり，その子にはメタ・アウェアネスがなく，マインドフルネスの観点から言えば，その子は上の空なのです。子どもたちにマインドフルネスの話をするときには，多くの子どもがメタ・アウェアネス──自分の心がしていることと自分の今の心の状態に気づいていること──を発達させるには至っていない点を思い出すことが肝心です。

　マーク・グリーンバーグ博士はペンシルベニア州立大学のプリヴェンション・リサーチ・センター・フォア・ザ・プロモーション・オヴ・ヒューマン・ヘルスの創設管理者であり，先駆的な社会感情学習カリキュラム「PATHS プログラム」の立案者でもあります。彼は，低年齢の子どもはたぶん，発達面でメタ・アウェアネスを理解したり練習したりする準備ができていないだろうと説明し，「そうしたスキルが最初に発達する正確な時期は，子どもにもよるが，4年生になる前ということはないだろう」と述べています。けれども，メタ・アウェアネスの能力がまだ発達していない子どもでも，注意の集中や自己調整，親切心を発達させるマインドフル・ゲームから大きな恩恵を受けるはずです。

　内的な変化と外的な変化は，マインドフルネスと瞑想の最終目標です。もっと良くなろうとして注意の向け方を変えると，子どもは発言できる

今起きていることに注意を向ける

ようになり，行動できるようになり，より多くの叡智と思いやりでつながることができるようになります。この変化が家庭生活で起きると，どんなふうになるかをお話ししましょう。

マインドフルネスと瞑想の練習をすると，子どもは，注意（attention）とバランス（balance）と思いやり（compassion）を育む洞察とライフ・スキルを少しずつ学んでいきます。わたしはこれら3つの資質を，各頭文字を取ってABCと呼んでいます。このABCは一直線に進歩していくわけではありませんが，注意が育ちはじめると情緒的なバランスが生まれ，最終的には思いやりが育つという具合に，連続的に発達していくものとして考えるといいでしょう。その発達は最初こそ穏やかですが，とても重要であり，時と共に強固になっていきます。柔軟で安定した注意は子どもの**集中する力**と**鎮める力**を伸ばします。情緒的なバランスは**見る力**と**リフレーミングする力**を高めます。その一方で，発言し，行動し，思いやりをもって他者（および自分自身）と関わることが，**ケアする力**とつながる力を育てていきます。

変わることの最大の関門はおそらく，子どもには，自分自身の心をはっきり直接見ることが難しいということでしょう。それゆえに，変化への道は集中力を高めることから始まります。集中力は，勉学や感情，社交に使う子どもの道具箱に欠かせないツールです。子どもやティーンエイジャーは，自分の注意をコントロールできるようになると，たとえ自分のいる状況が混乱していても，そのコントロール力を使って自分を落ち着かせることができるようになります。柔軟で安定した注意があれば，心のなかの雑音は消えます。これはたいへん大きな成果です。あらゆる瞬間を引き起こす原因と条件は複雑で，常に変化し，時に矛盾もはらむ関係にありますが，雑音が消えて頭がすっきりすると，この関係を見ることができるようになります。これは必ずしも——特に感情が激しているときは——簡単ではありませんが，実はシンプルなプロセスであり，このプロセスを通して年長の子どもやティーンエイジャーは，黙想生活を送る人々が長く教えてきたものについての洞察を少しずつ学ぶことが

できます。自分の暮らしを叡智と思いやりをもって考えるとき，子どもたちは自分の価値観と倫理的価値体系にもつながっています。

　メタ・アウェアネスに必要なレベルの認知的コントロールを使えるまでに発達していない（リアルタイムで自分の心がしていることと，そのときの心の状態に，まだ注目できない）低年齢の子どもはしばしば，マインドフルネスに似た生来の資質を発揮し，今という瞬間に完全に没頭して，驚嘆し，興奮します。たとえば，庭を舞うチョウチョや池を泳ぐアヒルに見入って，幸せな気持ちになり満足しているときなどがそうです。残念ながら，多くの子どもは親になるはるか以前に，日常生活のストレスと過労のせいで，こんなふうに心から自然界に夢中になることはなくなります。プレッシャーのなかで生活している親の世界の見方と，今という瞬間に入り込んだ子どもが体験する喜びいっぱいの驚嘆との間には，大きな差異があります。この差異をうまく伝えているのが，電車に乗ろうと急ぐ母親と息子を描いたアントワネット・ポーティスの絵本『まって』（あすなろ書房）です。

　この絵本のなかで，忙しい母親はごく普通の，でも並々ならぬ体験を次々にしそこないますが，息子は大喜びでそういう体験をしていきます。たとえば，息子はダックスフントと意気投合し，建設工事の作業員に手を振り，チョウチョが留まれるように指を差し出し，雨つぶを舌で味わいます。駅に着いた2人は，そこですばらしい光景を目にしてプラット

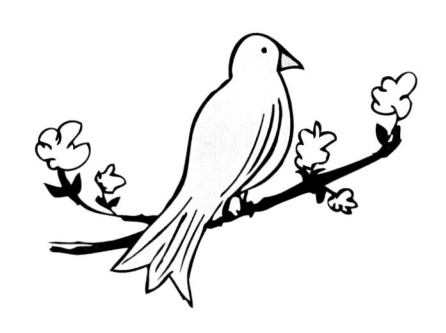

今起きていることに注意を向ける

ホームに立ち尽くします。2人は電車をやり過ごし，空にかかった二重の虹を驚嘆して眺めるのでした。

とは言え，その瞬間が美しいことを示すために，二重の虹を出す必要はありません。その美しさは，堆肥の山や洗濯物入れ，食後の汚れたお皿，レンジで調理している夕飯と同じくらい身近にあります。運転免許センターのなかなか進まない列に並んでいるときでも，自分は今すぐにも外出できるのに，パートナーか子ども，あるいは双方の準備が終わるまで出られないときでも，気づきを保って待つことで，わたしたちは常にここにある喜びと幸せを見つけることができます。

マインドフルに待つ

何かを待っている間，身近にあるもの（鉢植え，コーヒーポット，水平線など）を選んでそれに集中します。リラックスするためにそれを優しく見つめ，自分の内面や周囲で起きていることに注目しましょう。

ライフ・スキル 集中する，ケアする　　対象年齢 全年齢層

ゲームの進め方

1. 楽な姿勢で立つか座るかし，体の力を抜いて，自分の呼吸を感じましょう。
2. 身近にあるもので，見ていて楽しいものを選び，それを見つめます。目の力を抜いた状態で，選んだものに軽く集中しましょう。
3. 周囲（色，音，光の具合など）に変化があれば，そのすべてに注目します。
4. いろいろな考えが浮かぶこともあれば，浮かばないこともあるでしょう。何か考えが浮かんでも，放っておきます。それに集中しすぎることがなければ，それはしばらく留まりますが，ひとりでに消えます。
5. 気が散っていることに気づいたとしたら，それはあなたが自分の心がどこにあるかをわかっているということです。おめでとう！　それは

見る＆リフレーミングする

マインドフルな気づきです。また，さっき選んだものに戻って，優しく見つめましょう。

6. **語りかけのポイント** 何を見ましたか？　それを見て驚きましたか？　周囲は同じままでしたか？　変わりましたか？　最初どんな感じがしましたか？　その後，どんな感じがしましたか？　時間はゆっくり過ぎていきましたか？　速く過ぎていきましたか？

ヒント

1. 低年齢の子どもにこの体験を指導する際は，次のステップに進む前に，何を選んだかを教えてもらいましょう。
2. これは，交通渋滞にはまったときや予約を待っているとき，列に並んでいるときに，家族で楽しむのにもってこいのゲームです。
3. このゲームは，子どもがひどく興奮したり動揺したりしたとき，落ち着かせるのに役立ちます。

今という瞬間を主役にするマインドフル・ゲームをすると，親は子どもの世界がもつ「今ここ」に戻ります。わたしたちはマインドフル・ゲームのおかげで，今というこの瞬間に集中すると，ごく普通の出来事が，喜びをもたらす並々ならぬ出来事になりうることを思い出します。ベトナム人の僧であり詩人であり平和活動家であるティク・ナット・ハンは，マインドフルネスを子どもや家族に伝える活動で世界的に著名な人物ですが，『マインドフル』誌のなかで，こう説明しています。

　　まん丸の大きな朝日を想うとき，マインドフルで集中した状態であればあるほど，朝日の美しさがよりはっきりとわかります。1杯の紅茶，それも，すばらしい香りの上等の紅茶を出されたとしましょう。気が散っていては，そのお茶を真に楽しむことはできません。紅茶についてマインドフルでなくてはなりません。紅茶に集中しなくてはなりません。そうして初めて，その芳香と不可思議が明かされうるのです。だからこそ，マインドフルネスと集中は幸せの大き

今起きていることに注意を向ける

な源なのです。だからこそ，マインドフルネスをしっかり実践している人には，喜びの瞬間の生み出し方，いつなんどきでも幸せな気持ちを生み出す方法がわかっているのです。

　マインドフルネスは**集中する力**を発達させます。ですから，ティク・ナット・ハンがあらゆる瞬間に隠された幸せと喜びを見出す必須条件としてマインドフルネスと集中を挙げているのは，けっして偶然ではありません。卓越したアメリカの瞑想指導者であり，スピリット・ロック・メディテーション・センターの共同創設者でもあるジャック・コーンフィールド博士は，著書 *"The Wise Heart"* のなかで，集中と幸せと喜びのつながりを巧みにこう述べています。「安らいだ心は愛を生みます……愛が幸せに出会うと，喜びになります」

　気持ちよく食事のできる場所を見つけて，次のゲームの準備に入りましょう。ひと口で食べられるようなちょっとした食べ物（ブドウ，ブルーベリー，レーズンなど）を選び，カップのなかに数個入れておきます。特別な楽しみとしては，チョコレートひとかけらか，ハーシーのキスチョコを1個用意し，チョコレートが完全に溶け切るまで口のなかに入れておくという課題を出しましょう。子どもたちには，五感すべてに注意を払い，チョコレートを**見て**，中身を出すときの包み紙の音を**聞き**，チョコレートを**味わい**，その**香りをかぎ**，その舌触りを**感じる**ように言います。

一度に少しずつ

リラックスしてその瞬間を楽しみ，その瞬間に感謝するために，一度に少しずつ，ゆっくり食べます。

ライフ・スキル 集中する，ケアする　　対象年齢 全年齢層

ゲームの進め方

1. 食べ物を指でつまみ，それがどんな形や様子をしているか，どんな手触りか，どんなにおいがするかに注目しましょう。食べる前に指でつまんでいる間に，どんな考えが浮かび，どんな気持ちになっていくかに気づいてください。
2. 次に，食べ物を口に入れますが，すぐにはかみません。舌の上でどんな感じがしているかに注目しましょう。つばが出てきましたか？
3. では，ゆっくりかんで，最後に飲み込みます。各段階がどういうふうに感じられるかによく注意してください。
4. 語りかけのポイント 食べ物を口に入れたまま食べずにいるのはどんな感じでしたか？　かんでいる間，口はどんな感じでしたか？　飲み込むとき，喉はどんな感じでしたか？　何か考えや感情が浮かんだことに気づきましたか？

ヒント

1. 低年齢の子どもにこのゲームのやり方を説明するとき，「スローモーションで食べましょう」と言うのも一法です。
2. 自分の感じ方について，何か驚いたことがあるかどうかを訊ねましょう（つばが出てくることやおなかが鳴ること，わくわくすることなどに気づくことが多いはずです）。
3. あまり反射的に食べてしまわないようにして，子どもの気づきを増やすために，食べる前の感じと食べたあとの感じに注目するよう言いましょう。語りかけのポイント をいくつか挙げておきます。どのくらいおなかが空いている感じですか？　どのくらいおなかがふくれた感じですか？　おなかが空いていると感じるのと，おなかがふくれたと感じる

今起きていることに注意を向ける

のとでは，違いがありますか？　これまでに，おなかがいっぱいだと
感じても食事をしたことがありますか？　おなかが空いたと感じたら，
必ず食事をしますか？

　わたしたち親の多くは，絵本『まって』の母親を，自分のことのよう
に感じるかもしれません。母親は，電車に乗ろうと急ぐことに集中しす
ぎて，息子がそのときどきに味わっている楽しみをすべて味わいそこなっ
ています。わたしたちは多数派のようです。ハーバード大学のマット・
キリングスワース博士とダニエル・ギルバート博士が指導する研究のな
かで，研究者たちはアプリを使って，人々に今考えていることと感じて
いることを無作為に訊ねました。回答によれば，たびたび気が散って，
総時間の半分はそのときしていたことに集中していなかったこと，気が
散っていたときよりも課題に集中していたときのほうが幸せだったこと
がわかっています。わたしは，「今」に集中しているときのほうが一般的
に幸せだったとわかっても驚きませんでしたが，集中している課題が不
快なものであるときにも，同じことが言えるというのには驚きました。
カリフォルニア大学ロサンゼルス校の名誉教授であり，同校のマインド
フル・アウェアネス・リサーチ・センターの創設者であるスーザン・ス
モーリィ博士はこの研究のなかで，人々が楽しいことに気を取られて上
の空になっていたのは，総時間の3分の1だけであったと指摘していま
す。上の空になった心の3分の2が，不快なことやニュートラルなこと
に向かっていたとしたら，「今」への没頭が上の空に勝ったというのはわ
かります。

　けれども，これは，上の空になると必ず不幸につながるという意味で
はありません。頭が別のことを考えはじめてぼーっとする状態は，批判
的な思考や問題解決力を発達させるうえで大きな役割を果たします。さ
まざまな選択や結果によって自分がどういう気持ちになるのかを想像す
るとき，子どもやティーンエイジャーはその楽しい空想にふけりながら，

見る＆リフレーミングする

<ruby>自己<rt>セルフ・アウェアネス</rt></ruby>に対する気づきを育むこともできます。さまざまな選択や結果によって他者がどういう気持ちになるのかを想像するときには，共感する力を育むこともできます。「難題を解決する真に創造的な方法は，小道を当てもなくたどっているときによく見つかるものです。気晴らしのおかげで，退屈も耐えやすくなります」と，スタンフォード大学教授で神経内分泌学者のロバート・サポルスキー博士は『ウォールストリート・ジャーナル』紙に書いています。けれども，空想にふけって上の空になっている状態というのはすべて同じではなく，常に役立つとも限りません。空想が絶好調のとき——きわめて創造的で，リラックスでき，心が高揚する体験をしているとき——でも，子どもには，空想をやめて手元の課題に戻らなければならないこともあります。

　つまりは，空想とマインドフルネスとの関係です。年長の子どもは，空想中，自分の頭のなかで起こっていることを追跡しようとはせず，心が勝手気ままにさまようのを許しています。いくつかの瞑想法でも，年長の子どもやティーンエイジャーは自分の心が自由にさまようままにしています。けれども，空想とマインドフルネスの違いは，メタ・アウェアネスにあります。年長の子どもは，瞑想中，自分の頭のなかで起こっていることを追跡していますが，空想にふけっているときにはそれをしていません。したがって，たとえば，ティーンエイジャーが空想中，自分が空想中だと自覚している場合，この子は空想中だと言えるのでしょうか？　もし頭のなかで起きていることを追跡しているなら，瞑想はしているかもしれませんが，たぶん空想にふけっているのではないでしょう。では，もし瞑想中に心が気ままにさまよいはじめ，その空想に没入してしまった場合はどうなのでしょう？　それでも瞑想しているのでしょうか？　いいえ，違います。空想にふけるのは必ずしも問題ではありませんが，もし心がさまよっていることに気づいていないのなら，マインドフルネスをなくしてしまっていて，たぶん空想にふけっているのでしょう。空想にふけっていることに気づいた瞬間，マインドフルネスは再び始まる可能性があります。

今起きていることに注意を向ける

科学者たちはまだ，空想の定義についてもマインドフルネスの定義についても，見解の一致を見ていませんが，別のあることについては，統一見解に達しています。すなわち，楽しくて希望にあふれた想像と意図的で創造的な思考を特徴とする**ポジティブで建設的な空想**に一定時間を費やすことは，学習効果を高め，子どもの脳の発達に資するということです。となると，マインドフルネスと空想に関して，わたしたち親はどういう立場に置かれることになるのでしょう？　ぴったりの答えはありません。わかっているのは，わたしたちが手を貸して，2つのバランスを取る最善の方法を子どもが判断できるようにしなくてはならないということだけです。

見る＆リフレーミングする

III

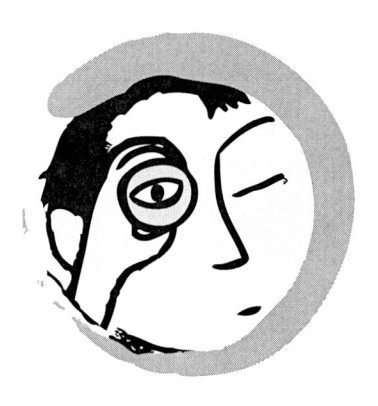

集中する

数少ない言葉でも，心に訴えかける強烈なパンチ力をもつことがあります。子ども向けの話でわたしが気に入っているものに，1945年にルース・クラウスが書き，クロケット・ジョンソンが絵を描いた有名な『にんじんのたね』（こぐま社）があります。男の子が人参の種を蒔きますが，家族はみんな，この子をがっかりさせます。あるページでは母親が，別のページでは父親が，芽は出ないんじゃないかなと心配顔で言います。兄は芽なんて出るはずがないと確信しています。そのあとに続く4ページ（このお話は全12ページ）で，少年は畑の草を抜き，水遣りをしますが，何も起きません。「すると，ある日」とクラウスは書きます。「芽が出て，男の子が思っていたとおりになりました」

男の子がせっせとした世話が報われたとき，わたしたちは彼の決意とゆるぎない信念に驚嘆します。人参が土から顔を出したときも，男の子が自分の背丈よりも大きい人参を運んでいくときも，わたしたちは喝采します。この男の子は100ほどの単語で，忍耐と，叡智から生まれる自信というテーマが，行動としてどう現れるかを読者に伝えています。忍耐，叡智から生まれる自信は，子どもの注意が柔軟で安定した強力なものに成長していくために欠かせないものです。

子どもと親は，短期の内省を繰り返すことによって，柔軟で安定した注意を育てていきます。どれくらい短期かというと，最初はそんなに短いのかと思うほどの短さです。「短時間，何度も練習しなさい」とヨンゲイ・ミンゲール・リンポチェは言います。「ポタリポタリと一滴ずつ落ちる水滴も，しまいには空っぽの大きな入れ物をいっぱいにします。そのようにするのです」

この方法は単に優れているだけではありません。特にマインドフルネスを若者に伝えるときに言えるのですが，巧みな方法でもあります。さらに，忍耐，叡智から生まれる自信を必要とする方法でもあります。優れた瞑想の指導者であり，インサイト・メディテーション・ソサエティの共同創設者であるシャロン・サルズバーグは，著書『リアルハピネス——28日間瞑想プログラム』（アルファポリス）のなかで以下のよう

に説明しています。

「自分が小さな斧で大きな木塊を割ろうとしているところを想像してください。その木塊に99回斧を振り下ろしても，何も起きません。でも，100回目を振り下ろすと，それがパカッと割れました。100回目を振り下ろしたあと，あなたは『今のはこれまでとどこが違っていたのだろう？』と思うかもしれません。斧のもち方が違っていたのだろうか？　立ち方が違っていたのだろうか？　それまでの99回がだめで，100回目がうまくいったのはどうしてだろう？　いやいや，言うまでもありませんが，それまでずっと，なんとかして木の繊維をもろくしようと斧を振り下ろしつづけたからこそ割れたのです。これで34回目，これで35回目ということだけ意識していると，良い気はしません。まるで何も進展していないように思えるからです。でも，実際には前進しているのです」

木塊が割れるまで斧を振り下ろしつづけるには，『にんじんのたね』の男の子によって表現されているような，忍耐と叡智から生まれる自信が必要です。忍耐，叡智から生まれる自信は，『にんじんのたね』と同時代の名作絵本『ちびっこきかんしゃくん』（大日本絵画）——アーノルド・ムンクがワッティ・パイパーというペンネームで書いたもの——に出てくる小さな青い機関車も表現しています。この機関車は，おもちゃを満載した大きな車両を山の上まで引っ張っていくには小さすぎるのですが，覚悟を決めて引っ張りはじめます。機関車は山を登りながら，「ぼくはできる，ぼくはできる，ぜったいできる」と自分に言い聞かせ，山を下るときは，「できると思った，できると思った，できると思ったんだ」と言います。この2冊の典型的な絵本は双方とも，現代よりも生活がゆったりしていた時代に書かれたものです。現代の子どもたちは，はるかに忙しくなった生活のなかで，かわいいこれらのキャラクターのように，忍耐と叡智から生まれる自信を体現できるでしょうか？　もし結果ではなく，今していることの良い点にもっと集中すれば，きっとできるとわたしは思っています。

集中する

—6—

マインドフルな呼吸

　わたしが初めて瞑想しようとしたのはニューヨーク・シティの禅センターで，夫や知らない人たちのグループと一緒でした。クッションの上で脚を組み，白い壁を見つめて数分座っていましたが，わたしは自分のさまざまな考えに圧倒され，髪に火がついたかのようになって禅堂から飛び出しました。振り返ってみて，今，なぜ自分が静かに座っていられなかったのかがわかります。わたしの家族はそのとき難しい状況の真っただなかにあり，わたしは自分の心の内を長く見つづけることが怖くてつらくて，どうにもならなかったのです。のちにわたしが瞑想に戻ったのは，最初にわたしが瞑想するきっかけになったストレスだらけの出来事が収まってからのことでした。

　残念ながら，わたしに次の話をしてくれたある母親は瞑想に戻ることはありませんでした。仕事をもっていた快活な彼女は新しいことをやってみるとき，本を何冊か読み，録音されたものをいくつか聴き，アプリをダウンロードするというやり方をしていたので，それを瞑想にも適用したそうです。いろいろ調べて，準備ができたと感じてから，ひとりで練習を開始したと言います。ところが，瞑想しようとして腰を落ち着けるたびに，恐れと無力感に襲われるのです。彼女が瞑想に取り組んだのは，人生の苦難を乗り越えるのに役立てようと思ったからでしたが，ど

んなテクニックを使っても，どれだけ努力しても，練習中に心が鎮まり穏やかになることも，リラックスすることも，けっしてありませんでした。それどころか，動揺して，打ちのめされたように感じるのでした。わたしは同様の話を，イライラさせられるという理由で瞑想をやめてしまった人たちからたくさん聞いています。

　多くの子どもが瞑想は簡単だと思っているのに対し，たいていの親は，最初難しいと感じます。専門職のある中年の父親がわたしに語ったところによると，彼はマインドフルネスの若い指導者に，理解しやすい平明な言葉で瞑想を指導してほしいと頼んだそうです。すると女性指導者は，毎日5分から10分なんとか時間を作り，楽な姿勢で座るか横になるかして，呼吸に集中するようにと言いました。いろいろな考えが心に浮かんできても，それは無視して呼吸への集中に戻るようにと言うのです。彼はその指導を憶えていましたが，従うことはできませんでした。心が忙しくなると，自分の問題を解析するという心的なループに引き込まれ，考えていないときは，よく退屈してぼーっとしていました。いずれの場合も，希望にあふれて瞑想を始めたこの男性は，自分の時間が有効に使われているとは感じませんでした。考えながら瞑想するなら，デスクに座ってするほうがましだと思い，ぼーっとしながら瞑想するなら，裏庭

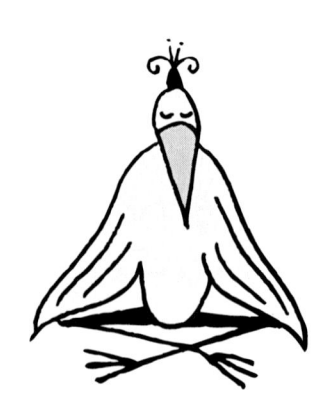

86

集中する

の長椅子で空想にふけるほうがましだと思ったのです。

　強い感情に圧倒されるという理由で瞑想をやめてしまった上記の母親と，物思いや空想にふけるからという理由で瞑想をやめてしまった上記の父親は，当初，生活のなかの何かが壊れているように思い，それを直したいと思って瞑想に引き寄せられたと，わたしに言いました。ほかにもおおぜいの人が同じことを言いました。わたしが何十年も前にたどった道によく似ています。

　瞑想が自己改善の概念そのものを覆（くつがえ）したときのわたしの驚きを想像してください。完璧主義を捨て，友人や家族，同僚ともっと一緒にいるほうを取るというのは，わたしにとっては瞠目すべきことで，わたしはそれに心理的な自由を垣間見ました。チベット仏教に関するアメリカの第一線で活躍するペマ・チョドロンは "The Wisdom of No Space" のなかで，「瞑想を始めたり，何かほかのスピリチュアルな修養に取り組みはじめたりすると，人はよく，自分はこれからなんとかして改善するのだと考えます。これは，今ある真の自分を微妙に攻撃するようなもので，『ジョギングしたら，わたしはずっと良い人間になるだろう』と言うのに少し似ています」と書いています。チョドロンはさらに，「瞑想の訓練は，自分自身を捨ててもっと良い何かになろうとするというようなものではありません。すでにある自分と友だちになろうとするものです」と続けます。

　自分自身の親友になるには，自己改善の観点から離れて，自分の内面や周囲で起きていることを受容する方向に進む必要があります。不安や恐れ，怒り，悲しみなどの強烈でつらい感情がときどき湧き上がってくるのを受け入れると，不快な感情をもつのはごく普通のことだと思えるようになり，それらは耐えられるものだとわかるようになります。子どもにとって，この観点の転換は，次のような感じになります。

　「今はじっと座っているのがとてもつらいけど，それはそれで大丈夫なんだ。誰だって時にはそんなふうに感じるよ。ぼくはここに座って自分の体を感じることができるし，自分のもっているエネルギーを全部感じ

ることができる。ほら，心臓はしっかりドキドキ言ってるし，手足は動きたくてしかたがない。それに，ぼくは息ができるし，いろんな音を聴くことができる。自分がどう感じているか，自分の気持ちがどう変わっていくかを知りたくてたまらないと思うことだってできる。だから，ぼくはこれで大丈夫なんだ」

　瞑想の訓練をマインドフルな呼吸から開始する黙想の流派はたくさんあり，そのうちいくつかは，同じくマインドフルな呼吸で訓練を終了します。それは驚くほどシンプルで深い行為ですが，実践するのは必ずしも容易ではありません。次のゲーム「**マインドフルな呼吸**」では，子どもたちは体の力を抜き，体を出入りする呼吸の身体的感覚に集中します。呼吸のペースや強さは，目的があって呼吸を変化させるときとは異なり，意図的に変えたりせず，自然に弱まって流れていくままにします。ペマ・チョドロンは *"Living Beautifully"* のなかで，こう説明しています。

　「息は体から出て，空間に溶けていき，わたしたちは再び息を吸います。これは，そうしなくてはいけないと思ったり，コントロールしなくてはいけないと思ったりする必要はなく，自然に続いていきます。息が出ていくときには，そのつど，そのまま息を放ちます。どのようなもの——考えや感情，周囲の物音や動き——が発生しようとも，何の価値判断も加えずに，それを受け入れるよう訓練します」

　子どもやティーンエイジャーにとって，考えや感情，内面に生じる感覚，周囲で発生する物音や動き，気を散らすものに気づき，それらを受け入れることは，以下のような感じになります。

　　学期末レポートの期限は明日だ。ぜったい間に合いっこない。大丈夫，これはただそう考えているだけ。わたしは今，息を吸っている。今，息を吐いている。友だちの誕生パーティに招かれなかっただなんて，ほんと腹が立つ。大丈夫。これもそう考えているだけ。今，息を吸っている。今，息を吐いている。廊下があんなに騒がしかったら，瞑想なんてできやしない。そう考えているだけ。大丈夫。

わたしは今，息を吸っている。わたしは今，息を吐いている。わたしは今，息を吸っている。わたしは今，息を吐いている。鼻がむずむずするなぁ。これは感覚だけど，心に浮かんだことは全部，「考え」ってラベルを貼っちゃおうっと。息を吸う，息を吐く，息を吸う，息を吐く。考えが浮かんでくるのがゆっくりになってきてる。あれ，これも考えだ。息を吸う，息を吐く，息を吸う，息を吐く，息を吸う。信じられない！　わたし，自分の呼吸のこと，考えるのをやめていたわ。うわっ，また考えてる。大丈夫，「考え」ってラベルを貼っちゃうから。わたしは今，息を吸っている。わたしは今，息を吐いている。

マインドフルな呼吸

呼吸するときの感覚に細かく注意を払い，その場でリラックスして休息を取れるようにします。

| ライフ・スキル | 集中する | 対象年齢 | 全年齢層 |

ゲームの進め方

1. 床の上に仰向けに寝て，両脚を伸ばし，腕は脇に添えます。目を閉じてもかまいません。
2. 後頭部が床に触れているのを感じましょう。次に，肩が床に触れているのを感じたら，上背，腕，手，腰，脚，足と順に感じていきます。
3. 今度は，息を吸ったり吐いたりすると，どういうふうに感じるかに注目します。呼吸の仕方には良いも悪いもありません。呼吸が速くても遅くても，深くても浅くても，問題ありません。
4. 自分の呼吸をもっともよく感じるのはどこかに注目します。鼻のすぐ下を空気が出入りしているのを感じますか？　おなかが上下に動くのを感じますか？　肺が空気でいっぱいになるのを感じますか？
5. これらの感覚のうち，もっとも強いものを選び，数回呼吸する間，その場所に特別に注意を払いましょう。

6. さて今度は，吸気に特によく注意します。息を吸いはじめたその瞬間に注目し，そのあと息を吸っている感覚をずっと追い，息を吐きはじめるまさに最初の瞬間まで，それを続けることができますか？　吸気に集中しつづけるのが難しい場合は，息を吸うたびに心のなかで「吸って」と言いましょう。

子どもには，これを1〜2分，やってもらいましょう。

7. 次は呼気です。息を吐きはじめたその瞬間に注目し，そのあと息を吐いている感覚をずっと追い，息を吸いはじめるまさに最初の瞬間まで，それを続けることができますか？　呼気に集中しつづけるのが難しい場合は，息を吐くたびに心のなかで「吐いて」と言いましょう。

子どもには，これを数回呼吸する間，やってもらいましょう。

8. では，2つをまとめて，呼吸全体に注意を払い，一瞬一瞬を丁寧に追っていきましょう。呼吸に集中しつづけるのが難しい場合は，息を吸うたびに心のなかで「吸って」と言い，息を吐くたびに心のなかで「吐いて」と言いましょう。

子どもには，これを数回呼吸する間，やってもらいましょう。

9. 今，自分の体がどんなふうに感じているかをチェックします。床に触れている後頭部を感じてください。次に，床に触れている肩を感じてください。続いて，上背，腕，手，腰，脚，足と順に感じていきます。

10. 用意ができたら，目を開けて，ゆっくり体を起こして終了します。ひと呼吸して，自分がどう感じているかに注目してください。

ヒント

1. 子どもはよく，寝そべって瞑想するのを好みますが，「**マインドフルな呼吸**」は，座ってすることも，立ってすることもできます。

2. 座るか立つかして「**マインドフルな呼吸**」をする場合，子どもがじっとしていられなくなったら，体をゆっくりコントロールしながら左右に揺らすようにすると良いようです。

3. 子どもが各瞬間に広範囲の情報を処理している場合，注意を向ける範囲を狭めて呼吸の感覚に集中するのは難しいことがあります。そのため，上記のゲームの指示には，何世代にもわたって瞑想家たちが使っ

てきた方略が含まれています。それは，「呼吸に集中しつづけるのが難しい場合は，息を吸うたびに心のなかで『吸って』と言い，息を吐くたびに心のなかで『吐いて』と言いましょう」の部分です。

4. 「**マインドフルな呼吸**」を指導したあと，子どもやティーンエイジャーには，自分の感情や体験について語る機会を与えましょう（「**マインドフルな呼吸**」だけでなく，ほかの内省的な活動のあとについても同様）。こうしたチェックイン〔気持ちを整えるためのワーク〕は，各自が2〜3語話すだけのこともあれば，本格的な話し合いになることもあります。

5. ときどき，自分の体が緊張していないかを，子どもたちに確認させてください。そして，体の力を抜くよう，励ましましょう。

初めて瞑想をする子どもの場合，おなかに軽い枕（あるいは少しだけ重みのある柔らかなもの）を置くと，呼吸の感覚に**集中する**のに役立ちます。次のゲームでは，低年齢の子どもたちがおなかに動物のぬいぐるみを置き，呼吸による上下の動きでぬいぐるみを揺らして，寝かしつけごっこをします。年長の子どもやティーンエイジャーには，動物のぬいぐるみの代わりに，枕やクッションなど，何か柔らかくて少し重みのあるものを使いましょう。

ねんねんころりよ おころりよ

動物のぬいぐるみをおなかの上で揺らして寝かしつけごっこをし，体をリラックスさせ，心を鎮めます。息を吸うと，ぬいぐるみは持ち上がり，息を吐くと，沈みます。

ライフ・スキル 集中する　　対象年齢 低年齢の子ども（年長の子どもやティーンエイジャー向けには変更を加える）

1. 床の上に仰向けに寝て，両脚を伸ばし，腕は脇に添えます。目を閉じてもかまいません。では，おなかの上にぬいぐるみを置きます。

2. 頭のうしろが床に触れているのを感じましょう。次に，肩が床に触れているのを感じたら，背中の上半分，腕，手，腰，脚，足と順に感じていきます。おなかの上のぬいぐるみをなでて，それがどんな感じかにも注目しましょう。

3. 今度は，息を吸ったり吐いたりするのがどういう感じかに注目しながら，呼吸に合わせてぬいぐるみを上下させます。体はどんな感じがしますか？　心は忙しく何かを考えていますか？
次の指示に進む前に，1分から3分ほど待ちます。

4. 呼吸に集中するのが難しい場合は，ぬいぐるみが持ち上がるたびに「上へ」と心のなかで言い，ぬいぐるみが下がるたびに「下へ」と心のなかで言いましょう。

5. 今，体がどんな感じかをチェックしましょう。床に触れている頭のうしろを感じてください。次に，床に触れている肩を感じ，背中の上半分，腕，手，腰，脚，足の順に感じていきます。

6. 用意ができたら，目を開けて，ゆっくり体を起こしておしまいにします。ひと呼吸して，自分がどう感じているかに注目してください。さっき感じたのとは違う感じがしますか？

　心は考えることができるように設計されていますが，瞑想しようとするときは，自分の過去や未来についてあれこれ考えると気が散ります。瞑想の初心者は，注意を集中するためのアンカーとして，よく数を数えます。ものを考えるという生来の特質を活かし，思考の内容をひとつの単語に狭められるからです。数を数える方法は，瞑想の世界以外でも，あれこれ考えるのに忙しい心を鎮めるのによく使われます。不眠症に苦しむ人は，眠れないときには羊の数を数えたり，数を逆から数えたりするようにと昔から言われてきました。瞑想学者のアラン・ウォレス博士は，*"Genuine Happiness：Meditation as the Path to Fulfillment"* など，マ

インドフルネスと瞑想に関する本を数多く著していますが，呼吸を数えるのは「瞑想の補助輪」だと言っています。瞑想している人の心が数を数えることでいっぱいになり，思考はやがて速度を落として鎮まるからです。

呼吸を数える

呼吸を数えて，集中を高めます。スポーツや楽器演奏と同じで，練習すればするほど，うまく集中できるようになります。

ライフ・スキル 集中する　　対象年齢 全年齢層

ゲームの進め方

1. 背筋を伸ばして座り，体の力を抜いて，両手は膝にそっと置きます。

2. 普通に息を吸い，心のなかで「1」と言います。それから，額の力を抜きながら，息を吐き出します。

　1本，指を立て，ほかのみんなが息を吸って吐き出すのを待ちます。

3. もう一度やりましょう。普通に息を吸い，心のなかで「2」と言います。それから，首と肩の力を抜きながら，息を吐き出します。

　2本，指を立てます。

4. 今度は，息を吸って，心のなかで「3」と言い，おなかの力を抜きながら息を吐き出します。

　3本，指を立てます。

5. もう一度やってみましょう。ただ今回は，わたしは指示を出しません。わたしの手の動きに合わせて呼吸し，自分で声に出さずに数えてください。息を吐くとき体の力を抜くことを忘れないでください。

6. 語りかけのポイント 呼吸を数えていたら心は鎮まりましたか？　リラックスしたと感じましたか？　どれくらい時間がかかりましたか？　あなたの心はまた忙しくあれこれ考えましたか？　それとも，鎮まったままでしたか？

1. まだ頭のなかで数を数えられない低年齢の子どもは，指を使って呼吸を数えるといいでしょう。あなたが指を1本，2本，3本と出す動きに合わせて，同じようにするよう，子どもに言いましょう。

2. 家族そろって台所のテーブルに着き，3回の呼吸のリード役を交代でするというやり方もできます。最初のリード役は，指を1本，2本，最後に3本と出していくことで，声を出さずに3回の呼吸をリードします。続いて，その右隣に座っている人がまた1から数を数え直し，指を1本，2本，3本と出してリードしていきます。これを繰り返して，テーブルに着いている人が全員，リード役を終えたら終了します。

3. 息を吸うことでエネルギーが活性化して敏感になるのを感じたり，息を吐くことでリラックスして心が鎮まったと感じたりするのを，子どもたちが試そうという気持ちになるよう励ましましょう。

4. 年長の子どもやティーンエイジャー，親のなかには，1から10まで数えるほうが（1から3までより）有用だと思う人もいるでしょうし，もう少し少ない数のほうが効果的だと思う人もいることでしょう。一人ひとり，自分にとってどうするのがもっとも効果的かを試してみてください。

5. 息を吸うときに「1，1，1」と数えることもできます。

- 子どもたちに，できるだけ長く息を吸い込みながら，心のなかで「1，1，1……」と言ってもらいます。息を吐き出すときには，体の力を抜いてリラックスするよう言います。
- 次もまた，心のなかで，「2，2，2……」と数えてもらいます。また，息を吐き出すときには，体の力を抜いてリラックスするよう言います。
- この呼吸の練習を10回繰り返します。
- 息を吸うときではなく，吐くときに「1，1，1」と数えてみましょう。

次のゲーム「コチコチ・カッチン」に含まれている連続的な動きには，低年齢の子どもの自己に対する気づき〔セルフ・アウェアネス〕を楽しく発達させる働きがあり，それは，身近な人や物との関わりのなかで，体のフェルトセンス〔言葉によらない身体の感覚〕を子どもに与えることによって育まれます。ゲームを進める前に，憶えておきたいヒントをいくつかお話ししましょう。振り子がどういうものかを子どもに示すために，振り子時計の絵を手近に用意しておくといいでしょう。また，以下のゲームの進め方は，子どもが床に座っている前提で書いていますが，ゲームは立っていても椅子に座っていてもすることができます。

コチコチ・カッチン

時計の振り子のように体を左右に揺らしながら，歌を歌います。このゲームは，体の気づきを育み，コントロールしながら体を動かす練習をするのに役立ちます。

ライフ・スキル 集中する　　対象年齢 低年齢の子ども

ゲームの進め方

1. 語りかけのポイント 時計はどんな音を出しますか？　誰か，振り子時計がどんなものか知っていますか？　誰か，振り子がどんなものか知っていますか？
2. 今から，振り子時計の振り子のように左右に揺れる練習をします。背筋を伸ばして座り，体の力を抜いて，手は左右の床の上に置きましょう。
3. みんな一緒に，右手を上げましょう。その手を体の横の床に置き，体を右に傾けます。今度は体を左に傾けて，床に置いた左手で自分の体重を支えます。では，もう一度右手側に体を揺らします。自分の体が，右，まんなか，左と動いていくのを感じることができますか？
4. 今度は，左右に揺れながら，「コチコチ・カッチン」と言いましょう。「コチコチ・カッチン・コチコチ・カッチン……」

5. もう少ししたら，揺れるのをやめます。だから，今はみんなで，リズムを取りましょう。「コチコチ・カッチン・振り子だよ・とうとう・まんなか・見つけたよ・ストップ！」

6. 始めたときと同じように，背筋を伸ばし，体の力を抜いておしまいにします。両手を膝に置いて，数回呼吸をします。

ヒント

1. 手の動作付きのゲーム**「呼吸を数える」**を加えると，**「コチコチ・カッチン」**を拡大して効果的に楽しむことができます。子どもたちが「ストップ！」と言ったら，指を1本，出します。そこで，みんなでひと呼吸します。次に，2本目の指を出したら，また，みんなでひと呼吸します。さらに，3本目の指を出したら，みんなで3回目の呼吸をします。

2. **「コチコチ・カッチン」**を拡大するもうひとつの方法は，**「消えていく音」**というゲームです。これは次章でご紹介しますが，低年齢の子ども向けのマインドフルな聴き取りゲームです。

3. 太鼓の音に合わせて，前後に体を揺らすこともできます。

集中する

7

注意の
スポットライト

　わたしたちはしょっちゅう子どもに「注意して！」と言いますが，どういうつもりで言っているのかを説明することはありませんし，どう注意するのかも教えません。なぜでしょう？　大人は注意がどう働くのか，あまりよくわかっていないからです。また，注意というものを頭では理解していても，たいていは，それをわざわざ育てようとはしてきませんでした。マインドフルネスと瞑想が手助けできるのは，まさにこの部分です。それほど長くクッションに座っていなくても，マインドフルネスが二通りの驚くほど有用な注意の仕方を発達させてくれることを，身をもって学ぶことができます。そのひとつは焦点を絞るやり方で，何かに集中したり，気が散らないようにしたり，当座の目的を達成したりするのに役立ちます。今ひとつはもっと開放的かつ受容的なやり方で，楽しさや創造性，感情調整の源となります。

　瞑想学者であり著述家でもあるアンドリュー・オレンズキーが "*Clinical Handbook of Mindfulness*" に寄稿したものから借りて，わたしはこれら2つの注意の仕方を，**注意のスポットライト**と**注意のフラッドライト**と呼びます〔フラッドライトは「投光照明」のこと〕。注意のスポットライトは，単一のものをくっきりと集中的に照らし出す集光された光線です。瞑想では，そうした光線を浴びるものを**アンカー**と呼び，そのアンカー

だけに焦点を絞り，その他すべてを締め出して行なうゲームを「**アンカー・ゲーム**」と呼びます。アンカーは単一のもの（一輪の花）のこともあれば，あるものをまとめたもの（花束）のこともあります。

　注意のフラッドライトは，広い範囲で変化していく体験を照らし出す受容的な広角の光線です。注意のフラッドライトを使うゲームは「**アウェアネス・ゲーム**」と呼ばれます。本章では「**アンカー・ゲーム**」を見ていき，「**アウェアネス・ゲーム**」は第11章で取り上げます。

　注意のスポットライトを使うと，子どもは，油断なく，気を散らすことなく，集中した状態を継続できます。子どもは，注意のフラッドライトを使うときにも，油断なく，気を散らすことなく，集中した状態を継続できるので，これら2つの注意の仕方は，まったく別々のものというわけではありませんが，以下のように説明するとわかりやすいでしょう。

　瞑想の先駆的指導者であるチョギャム・トゥルンパ・リンポチェは，初めてチベット仏教の概念を世俗の言葉に翻訳して西洋に持ち込んだひ

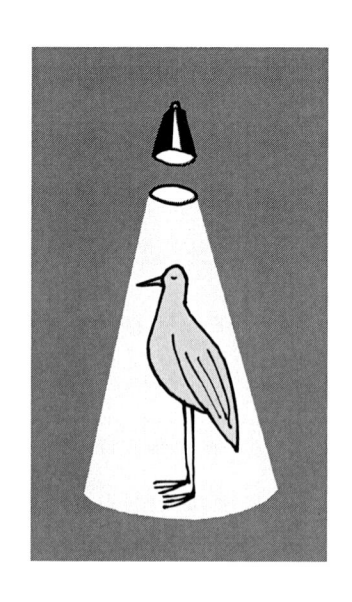

98

集中する

とりですが，注意のフラッドライトの25パーセントは注意のスポットライト（警戒を怠ることも散漫になることもない，集中した注意）であるため，注意のスポットライトがなければ，注意のフラッドライトは存在しえないと説いています。

　2つの注意の仕方は双方とも，**実行機能**として知られている相関的な神経ネットワーク——明確な目標をもつ行動を「トップダウン」でコントロールする神経ネットワーク——によって管理されています。「トップダウン」とはつまり，頭から送られてくる情報を処理するということです。これに対して，「ボトムアップ」でコントロールする神経ネットワークでは，身体的感覚から来る情報が処理されます。

　実行機能を管理する神経ネットワークは**集中**することによって強化されます。重いものを持ち上げることが筋肉を強化する身体的エクササイズになるように，**集中**することは，新たな神経経路を発達させ，既存の神経経路を強化する精神的エクササイズになります。これは，因果というテーマと，科学者が**神経可塑性**と呼ぶものの一例です。神経可塑性とは，脳内のニューロンと神経ネットワークが体験に応じて変化する能力のことで，神経科学者はよく，「同時に発火するニューロンは配線がつながって強化される」と説明します。言い換えると，子どもがある特定の神経ネットワークを稼働させればさせるほど，その効果は大きくなるということです。実行機能を見れば，子どもたちが学業や社会生活や感情面でどれだけうまくやれるかを十分に予測できますし，実行機能は，子どもたちが常に使う中核的スキル——たとえば情報を憶えておく，自己調整する，注目する，注意を転じるなど——も担当しています。鬼ごっこの「フリーズ・タグ」，体遊び「あたま，かた，ひざ，あし」，命令ゲーム「サイモン・セッズ」など，簡単そうに見える子どもの遊びをするのにも，注意することやルールを憶えること，自制を示すことが必要です。そんなとき，子どもたちはこれらの中核的な実行スキルを発達させています。

　子どもやティーンエイジャーに関する調査はまだ始まったばかりです

注意のスポットライト

が，これまでに発表されたさまざまな研究は，マインドフルネスと瞑想も実行機能を発達させることを示唆しています。最初に発表された研究のひとつに，「インナー・キッズ」プログラムに関するものがあります。スーザン・スモーリー博士が陣頭指揮を執り，*"Journal of Applied School Psychology"* に発表されたこの無作為抽出対照研究は，教室における小学2年生と3年生64名を対象としたものです。ブライアン・ガラ博士とディヴィッド・ブラック博士は，*"Handbook of Mindfulness and Education"* のなかで以下のように書いています（この章にはわたしも寄稿しています）。

　　「インナー・キッズ」トレーニングの参加者で，最初，自己調整能力が劣っていた子どもたちは，対照群の子どもたちに比べ，トレーニング後の自己調整で有意な改善を示している。同様のパターンの変化は，教師から報告があった自己調整および親から報告があった自己調整の双方で明らかになっており，この結果は，子どもの自己調整能力の改善は学校外の状況にも一般化されたことを示唆している。教師および親からの報告によれば，「インナー・キッズ」トレーニングの参加者で，最初，自己調整能力が劣っていた子どもたちは，課題を開始する能力や課題間を移動する能力，課題の成果に気づく能力に有意な改善を示している。興味深いことに，これら3領域の改善は，マインドフルネスのトレーニングで訓練するスキル——身体感覚に注意を集中し（開始），長時間集中を維持し（気づき），いかなる中断のあとにも注意を先の身体感覚に戻す（移動）スキル——を反映しているかもしれない。この研究の結果は予備的なものではあるが，自己調整能力が相対的に低い，それ以外は健全な若者にとって，マインドフルネスのトレーニングは特に有益な可能性があるという興味深い証拠を提供していることは確かである。

　本章のアンカー・ゲームは，子どもが対象物に**集中する**，気が散った

集中する

ときにそれに気づく，対象物に注意を戻すというプロセスのなかで，注意を強化します。驚くことではありませんが，アンカー・ゲームを進めるときには，**アンカー，集中，気が散る**という言葉をよく使います。これらの言葉の定義について，前もって以下のように説明しておくといいでしょう。「アンカーは，今ここにあって，あなたが集中しようと思っているもののことです。集中は，そのアンカーにじっと心を向けておくことです。気が散るというのは，アンカー以外のものに注意が向いてしまうことです」

ゲーム「**サルたちを落とそう**」は，アンカー・ゲームをしている最中に湧き上がってくる考えや感情，感覚にどう取り組んだらいいかを目に見える形で示す，驚くほど有用なゲームです。これはまた，内省練習のあとのチェックイン〔気持ちを整えるためのワーク〕に楽しさとユーモア感覚を追加できる，グループワーク促進用のすばらしいツールでもあります。子ども用おもちゃ「バレル・オヴ・モンキーズ」〔腕をからませて連結できるプラスティック製のサルがたくさん入っている樽〕を使って，子どもたちは自分の注意を奪った考えを笑い飛ばします。

サルたちを落とそう

色鮮やかなプラスティックのおもちゃを使ってサルの鎖を作り，どのようにいろいろな考えに気づき，どのようにそれらを手放せるかをやってみせます。

<u>ライフ・スキル</u> 集中する，見る
<u>対象年齢</u> 低年齢の子ども，年長の子ども

<u>実演の仕方</u>

1. <u>語りかけのポイント</u> これまであなたは，今起きていることに注意を向ける代わりに，以前に起きたことや，これから起きるかもしれないことを考えて，自分の気が散っているなと気づいたことはありますか？ 例を挙げることはできますか？

2. このゲームでは，それぞれのサルが，自分の注意を奪ったそれぞれの考えや感情や感覚を表します。
   気が散る原因になった考えの例を1つ挙げ，サルを1匹，手に取ります。

3. 今度は，みんながわたしに例を挙げてください。気が散る原因を1つ挙げてもらうたびに，サルを1匹，わたしがこの鎖に加えていきます。
   子どもたちに例を3つ，4つ挙げてもらい，それぞれの例についてサルを1匹ずつ鎖に加えていきます。

4. このサルたちは，全部手放してもいいサルですよね？ 今，自分の気を散らしているこうした考えや感情は，どれも必要ありません。ですから，それらを落としてしまいましょう。
   プラスティックの樽に，サルの鎖を落とします。

5. 楽しかったですね。もう1回やってみましょう。もっと例を考えつきますか？

<u>ヒント</u>

1. サルの樽は，低年齢の子どもにはおもちゃとして用いられるほうが多いのですが，年長の子ども（や大人！）とのワークでは，目で見てわかる有用な補助具として使えます。

2. 実演だけで終わらずに，最後に話し合いもしましょう。 語りかけのポイント をいくつか挙げておきます。あなたの心はどのくらいよく，今という瞬間から過去や未来にさまよい出していきますか？　考えや感情はずっと同じですか？　それとも，時間が経つと変わりますか？

3. このゲームは，気が散った経験をサクセス・ストーリーに変えるのに役立ちます。サルの鎖を掲げたら，子どもたちに，「気が散っていることに気づいた瞬間をなんて呼んだらいい？」と訊ねましょう。子どもたちは大きな声で，「マインドフルネス！」と答えます。その瞬間に自分の心がどこにあるかを知っているからです。

4. 子どもたちは，時に，さらに質問する価値のある深刻な話題を持ち出すことがあります。タイミングと場が適切なら，その子どもを悩ませていることについて話し合うのに，これ以上の機会はありません。けれども，要注意の話題が不適切なときに出てくることもあります。そういう場合には，その話題とその子どもの関心をしっかり認めてから，論調と論題を変えましょう。問題となった話題は，必ずあとから，もっと適切な時と場所で，当の子どもと個別に話し合ってください。

　次のゲームでは，瞑想経験の浅い子どもが，もっとも楽に自分の呼吸を感じられる場所——鼻の近く，胸のなか，おなかのなかなど——に注目して，呼吸のアンカーを選びます。

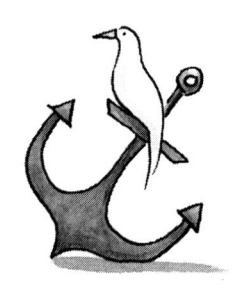

呼吸のアンカーを選ぶ

呼吸の感じをもっともよく感じられる場所——鼻の近く，胸，おなか——で，その呼吸感覚に注意を払い，リラクセーションを促して，今という瞬間に集中できるようにします。

ライフ・スキル 集中する　　　対象年齢 全年齢層

ゲームの進め方

1. 背筋を伸ばして座り，体の力を抜きます。両手は膝の上にそっと置き，目は，閉じたほうが心地よければ閉じましょう。今，息を吸ったり吐いたりしているのがどんな感じかに注目します。

2. 指を1本，鼻の下にもっていき，息が出たり入ったりするのを感じましょう。感じられましたか？

3. 次に，心臓の上あたりの胸に手を置きます。呼吸に合わせて手が動いているのを感じられますか？

4. 今度は，おなかに手を置き，そこで呼吸の動きを感じましょう。

5. 両手を膝に戻し，普通に呼吸します。もっとも楽に自分の呼吸の動きを感じる場所に気づいてください。鼻の真下ですか？　胸ですか？　おなかですか？

6. さて，このあと，もっともよく自分の呼吸を感じる場所を選んでもらい，そこで自分の呼吸に集中してもらいます。それがどこであっても，その場所は，これからわたしが「アンカー」という言葉を使って説明する場所になります。このあとのゲームは，このアンカーを使ってしますので，もし今，自分の呼吸をもっとも感じやすい場所がどこかをもう一度チェックしたい人は，どうぞチェックしてください。

7. とてもいいですね。あと2，3呼吸，みんなで一緒にこれをしましょう。体の力を抜いたまま，同時に自分のアンカーに軽く注意を向けていられるかどうか，チェックしてください。これが，自分の呼吸の動きを感じつづける方法です。

ヒント

1. このゲームは，寝そべった状態でもできますし，立った状態でもできます。

2. 複数の子どもを相手にするときは，アンカーを選び終わったら，片手を頭に置くよう，子どもたちに言います。全員がアンカーを選び終えてから，次に進みましょう。

3. このゲームは，リラックスしていく体のスキャンから始めると効果的かもしれません。たとえば，こんなふうにします。「まぶたが閉じているのを感じてください。肩の力が抜けているのを感じてください。両手が膝に触れているのを感じてください。両脚が床もしくは椅子に触れているのを感じてください……」

4. もう少し長く座っている練習をすでにやっているなら，このワークを拡大して，数分間，ゲーム**「マインドフルな呼吸」**をしてもいいでしょう。

5. 変化をつけるために，注意のアンカーとして，別のシンプルでニュートラルなもの——音，感覚，数を数えることなど——を選ぶよう，子どもたちに指示してみましょう。

　もうひとつ，よく注意のアンカーになるのは，音です。次のゲームでは，低年齢の子どもたちは強く始まった音が次第に消えていくのを聴きます。アンカー・ゲームはすべてそうですが，この**「消えていく音」**というゲームも**「集中する」**というライフ・スキルを発達させます。ただし，これには「万物は変化する」というテーマも入っています。ゲームの最後に，「音はどうなりましたか？」と子どもたちに訊ねましょう。

消えていく音

次第に消えていく音の響きを一心に聴き，リラクセーションと集中に役立てます。

ライフ・スキル 集中する　　対象年齢 低年齢の子ども，年長の子ども

ゲームの進め方

1. 背筋を伸ばして座り，体の力を抜きます。両手はそっと膝の上に乗せます。目を閉じてもかまいません。
2. 鐘（かね）を鳴らすので，その音の響きが次第に消えていくのをよく聴きます。響きがなくなり，音がまったく聞こえなくなったら手を上げてください。
3. さらに，2，3回鐘を鳴らします。音は短いことも，長いこともあるでしょう。よく注意していてください。そして，響きが止まるのを聞いたら，すぐに手を上げましょう。
4. 語りかけのポイント 音を聴くのはどういう感じでしたか？　今どう感じていますか？　体はリラックスしている感じですか？　心は忙しく働いていますか？　それとも鎮まっていますか？　響きが消えたあと，その響きはどうなったと思いますか？　響きはどこに行ってしまったのでしょう？

ヒント

1. 1回目が終わったあと，言葉を使った指示を出さずに，ゲームを繰り返してもいいでしょう。
   - まず，自分の呼吸を感じているかのように，おなかに手を置きます。あなたがそうすると，子どもたちも同じようにする気になりますし，そうすることが，ゲーム開始の合図にもなります。全員の準備が整ったら，ゲームを進めます。
   - 鐘を鳴らしたら片手を耳に当て，音の響きに集中するときが来たことを子どもたちに知らせます。

- 子どもたちは響きが聞こえなくなったら手を上げるでしょう。全員の手が上がったら，ゲームを進めます。もし必要なら，響きが消えたときにあなたも手を上げ，子どもたちに手を上げるきっかけを与えます。
- 一連の流れをもう2回繰り返します（計3回）。

2. 「消えていく音」は，台所のテーブルの周りに座ってできる，すばらしいゲームです。

3. 子どもたちが聞き取る音の消える瞬間は，それぞれ異なっていることを憶えておいてください。

4. このゲームは，ゲーム「コチコチ・カッチン」を工夫して拡大するときにも使えます。子どもたちが自分の中央を見つけたら鐘を鳴らし，それ以降はもう，左右に揺れるのをやめます。

5. ほかにもいくつか，このゲームを拡大したり変化させたりする方法があります。
- 子どもたちには，目を開けていてもらいます。子どもたちの前に，すべすべの石など，集中できるものを置きます。もし丸く輪になって座っているなら，その石なり物なりを輪の中央に，注意を向ける中心として置きます。
- 音の長さを変えましょう。片手で鐘の振動を止めて音を短くしたり，鐘を大きく鳴らして音を延ばしたりします。延ばすと言っても，子どもたちが心地よく集中できる範囲に留めましょう。子どもたちが落ち着かなくなったら，鐘の音を消します。
- 鐘を複数回鳴らし，聞こえた音の数を子どもたちに言ってもらいましょう。
- 音叉やシェーカー，その他の楽器を使って，別の音を加えます。異なる種類の音がいくつ聞こえたかを子どもたちに訊ね，それらの音を説明してもらいましょう。あとで，何の楽器の音だったか，推測してもらいます。

注意のスポットライト

長い間じっとしているように子どもに言っても，なかなか聞いてもらえるものではありません。だからこそ，ストレッチができ，体を揺らすことができ，みんなで同じ動きをする機会を子どもに与えるゲームが重要なのです。そういったゲームは楽しく，驚くほど有用で，子どもたちはゲームを通して，心身の関係に注意を向けられるようになっていきます。気づきを育てる楽しい活動をするなかで，子どもたちは互いに同じ動きをして，身体的な境界を見きわめられるようにもなります。たとえば，いくつかのゲームでは，子どもたちは誰かや何かにできるかぎり近づきますが，触れ合ってはいけないことになっています。からだを動かすゲームは，年長の子どもやティーンエイジャーが長めの瞑想を行なう前に取り入れても，とても役立ちます。というのも，そうしたゲームは子どもが落ち着くのに役立つからです。けれども，マインドフルネスに基づいた動きのゲームには，体を動かしたりストレッチしたりする機会を子どもに与える以上のものがあります。子どもが自己調整力をつけるのにも役立つのです。つまり，じっとしているのが無理な子どもには，じっとしている練習をして結果を出す機会を与え，どの子どもに対しても，過剰なエネルギーを放出する機会を与えるのです。

　次の3つのゲームは，動きを含み，かつ，注意のスポットライトを発達させるアンカー・ゲームです。「**ゆっくり静かに歩く**」というゲームでは，一歩一歩進みながら，足と脚の感覚に注意をアンカーします。ゲームを始める前に，テープを貼ったり物を置いたりしてスタートラインを作り，約2メートルほど開けてゴールラインを作っておきます。鐘を鳴らして歩きはじめの合図をするといいでしょう。もし鐘がなければ，言葉をかけて合図してもいいでしょう。

集中する

ゆっくり静かに歩く

ゆっくり，目的をもって歩きます。一歩踏み出すごとに，足と脚に生じる感覚を味わいます。

ライフ・スキル 集中する　　対象年齢 全年齢層

ゲームの進め方

1. これからスタートラインを出発し，できるだけゆっくり歩いて床の向こう側のゴールラインに向かいます。歩きながら，足が床に触れるのを感じましょう。集中しやすくするために，目線はずっと落としておきます。

2. では，このラインに立って背筋を伸ばします。膝は柔らかくし，筋肉をリラックスさせて，準備を整えましょう。わたしが鐘を鳴らしたら，ものすごくゆっくり歩きはじめます。

   鐘を鳴らす。

3. 一歩踏み出すたびに，左右の足に生じる感覚に注目してください。かかと，親指の付け根のふくらみ，つま先を感じますか？

4. ゴールラインに到達したら，ゆっくり回れ右をして，鐘が鳴るのを待ちます。鐘の音は，再び歩きはじめる合図です。待っている間，自分の呼吸に集中しましょう。

   再び鐘を鳴らし，子どもたちの積極的な関心が続くかぎり，これを続けます。

ヒント

1. 上記の説明では，鐘とテープを提案していますが，こういったものがなくても心配は要りません。どのような形でスタート地点やゴール地点を示しても，子どもたちはその間を歩くことができますし，手を叩いたり，指を鳴らしたり，言葉をかけたりして，歩きはじめの合図を送ることもできます。

2. ときどき，足と脚の感覚に注目することを子どもたちに思い出させてください。それに助けられて，子どもたちは順調にゲームを続けられ

注意のスポットライト

ますし，不安や動揺を感じている子どもたちを落ち着かせることもできます。

3. 少し練習したら，子どもたちには，歩きは2つの部分——足を下ろすこと，足を持ち上げること——からなっていることに注意を向けてもらいます。

4. その後，歩きが3つの部分——足を下ろすこと，足を持ち上げること，脚を前方に動かすこと——からなっていることに注意を向けてもらいましょう。

5. 床に各レーンを示すラインを引く必要はありませんし，子どもたちはいったんゲームを理解したら，もっと長い距離をすぐにも歩くことができます。たとえば，廊下や部屋の対角線，戸外を歩くこともできます。

　ゲーム「ゆっくり静かに歩く」は，自分が今，物理的空間のどこをどのように動いているのか——自分の体が他者（腕，脚，手，肘）や物（テーブル，椅子，花びん）とどういう関係にあるのか，自分の動きの質（のろのろ，素早い，流れるよう，気まぐれなど）はどうか——に関する子どもの気づきを育てます。

　次の2つのゲームもやはり，自己（セルフ・アウェアネス）に対する気づきの同じ側面を発達させます。ゲーム「風船になる腕」は，腕を上下や前後に動かしたときの感覚に注意をアンカーします。

集中する

風船になる腕

互いの動きを合わせながら，腕をゆっくり上下や前後に動かして集中する練習をします。

ライフ・スキル 集中する　　対象年齢 低年齢の子ども，年長の子ども

ゲームの進め方
1. 風船は，空気を入れる（ふくらます）と大きくなります。しぼませると，空気が外に出て，小さくなります。
2. わたしはこれから両手を上に動かして，ふくらませた風船のようにし，そのあと，両手を下に降ろして，小さくしぼんだ風船のようにします。**実際に，手のひらを頭の天辺に置き，左右の手の指先を触れ合わせたところを子どもたちに見せます。指先を触れ合わせたまま，両腕を上げて，風船がふくらむ様子を表現します。そのあと，腕を下げて，風船がしぼむ様子を表現します。**
3. 今度は，みんなもまねをして，一緒に腕を動かしましょう。腕を動かしながら，腕，背中の上半分，首の感覚にしっかり注意してください。
4. とてもいいですよ。もう数回やってみましょう。

ヒント
1. 子どもたちがゲームの仕方を理解したら，子どもたちに動きを先導させましょう。
2. 目で見てわかるように，実際に風船を使ってみましょう。
3. 動きの向きを変えましょう。両手を胸に置き，腕を前後に動かします。両手を胸から離し，また心臓のほうに戻すという動きになります。
4. そうした動きを自分の呼吸に合わせてする——風船をふくらませながら息を吸い込み，しぼませながら息を吐き出す——よう，子どもたちに指示してもいいでしょう。呼吸に合わせるときは，3回か4回の呼吸に留めるよう注意します。子どもによっては，クラクラしてくるかもしれないからです。

次のゲームでは，ナマケモノのようにゆっくり動くことで「集中する」スキルを高めます。エリック・カールの絵本『ゆっくりがいっぱい』（偕成社）を使ってゲームを進めるのも楽しいのですが，本は使わなくても，腕や足を片方ずつゆっくり動かしながら，体のなかで変化していく感覚に集中するよう，子どもたちに言うだけでゲームはできます。準備として，子どもたちがほかの誰かにぶつかったり，何かにぶつかったりしないで動けるような空間を確保してください。

ゆっくり，のんびり，おっとり

スローモーションで動きながら，体に生じる感覚にしっかり注意することで，集中する練習をします。

| ライフ・スキル | 集中する | 対象年齢 | 全年齢層 |

ゲームの進め方

1. ものすごくゆっくり動くとどんな感じがするか，やってみましょう。今からこんなふうに，みんな一緒にスローモーションで動きます。**腕を動かしてみせ，動かしている最中に肩や背中，首にどんな感覚が生じるかを説明してみせます。**

2. 準備はできましたか？　自分の周りに充分な広さがあることをしっかり確認してください。そうすれば，動きながら誰かにぶつかったり，何かにぶつかったりしません。

3. まず，片方の脚をゆっくり動かしましょう。動かしながら，その脚の感覚だけでなく，体全体の感覚にも注目してください。

4. とてもいいですよ。ゆっくり脚を下げてください。今度は，スローモーションでかがみ，両手で床に触れます。しばらくそのままでいて，体の感覚が変化するか，そのまま変わらないかに注目しましょう。

5. ゆっくり体を起こして立ち上がり，次に，スローモーションで頭を左右に動かします。動かしながら，首に生じる感覚に注目してください。

体のほかの部分にも，いろいろな感覚が生じていますか？　今度は同じことを目を閉じてやってみましょう。どんな感じですか？

ヒント

1.「ゆっくり，のんびり，おっとり」と「風船になる腕」は，子どもたちが整列しているときや別の活動に移動しているときに，集中の練習をするのにもってこいです。

2. これら2つのゲームは，子どもが進行役になる機会や，交代で進行役をする機会も与えてくれます。

3. 低年齢の子どもにスローモーションで動く方法を教える第一歩として，エリック・カールの名作『ゆっくりがいっぱい』をどう利用したらいいか，以下にご紹介します。

- 「ゆっくり，のんびり，おっとり」が何度も出てくるお話をこれから読むので，この言葉が聞こえたら，そのたびにスローモーションで片手を上げましょう，と子どもたちに言います。手を上げながら，腕や肩，背中，首がどんな感じになるか，しっかり注意しましょう，と子どもたちを励まします。

- その動きをやってみせ，あなた自身がスローモーションで腕を動かしたときに感じた感覚を説明し，そのあとで，お話を読みます。

- 「ゆっくり，のんびり，おっとり」と読むたびにゆっくり腕を上げると，子どもたちもその動きをまねします。

- ジャガーがナマケモノに「おい，きみ，なんでそんなになまけてるんだい？」と訊ねたところで読むのをいったんやめ，子どもたちに，「みんな，ナマケモノはゆっくり動くからなまけているんだと思いますか？」と訊ねます。子どもたちの返事を聞いてからページをめくり，ナマケモノの返事を読みます。

- 最後の「ゆっくり，のんびり，おっとり」を読んだら，スローモーションで腕を上げておしまいにします。

子どもと親はしばしば，マインドフルな呼吸を通じて瞑想を紹介され，呼吸の感覚をアンカーとして使います。呼吸に**集中する**のは簡単だと思う人もいれば，難しいと思う人もいます。また，呼吸をアンカーとして使いたいと思っても，それに飽きてしまう人もいれば，それが効果的に働かなくなっていると感じる人もいます。こうしたことは起こりうることであり，だからこそ，注意のアンカーは複数のもので試してみることが重要なのです。動きや感覚，音，イメージ，言葉はいずれも，「**集中する**」スキルの育成に利用しやすいアンカーです。

　注意をアンカーするテクニックとして，もうひとつ一般的なのは，ある対象物を静かにじっと見つめるというやり方です。わたしの場合，当初，息子にマインドフルネスをシェアしはじめたとき，2人でクッションに座り，ゴム製の黄色いアヒルをじっと見つめたものでした。息子が飽きると，わたしはゴムのアヒルを，プラスティック製の明るい緑色のカエルにさっと取り換えました。息子がもう少し大きくなってからは，すべすべした石を見つめるようになりました。

── 8 ──

心穏やかに

　子どもやティーンエイジャーは視覚化の練習をするとき，自分の注意を頭のなかのイメージにアンカーしたり，そのイメージと結びついている感覚にアンカーしたりします。子どもはただひとつのものに集中して，そのほかのものを排除するため，視覚化は，「**集中する**」スキルと注意のスポットライトを発達させるアンカー・ゲームになります。本章の視覚化は愛に満ちた親切心の実践に基づくもので，これは伝統的な瞑想規範の中核的要素です。愛に満ちた親切心は，共感を養い，思いやりを育みながら，生きとし生けるものに対する深い感謝の気持ちを呼び起こして，アンカー・ゲームをさらに有意義なものにします。

想像してハグする

家族や友人たちや自分自身が，どこかのどかな場所にいて，幸せそうにしているところや，はつらつとして元気そうなところ，楽しんでいるところを思い描きます。

ライフ・スキル 集中する，ケアする　　対象年齢 低年齢の子ども

ゲームの進め方

1. 語りかけのポイント 何か別のことをしているふりをするとか，どこか別の場所にいるふりをするというのは，どういうことでしょう？　自分が大切に思っている誰かをハグすると，どんな感じがしますか？　もしハグしたいと思う相手が自分と同じ部屋にいなくても，なんとか心のなかでその相手を想像してハグをすることはできますか？　やってみましょう。

2. 背筋を伸ばして座り，体の力を抜いて，両手はそっと膝に置きます。目を閉じて，2，3回，一緒に呼吸をしましょう。わたしは目を開けて，部屋の番をしていますからね。

3. 友だちや家族と一緒に訪ねたいと思うのどかな場所を想像してください。自分の知っている場所（裏庭など）でもいいですし，知っているけれど行ったことのない場所（よその国など）でも，想像の場所（くまのプーさんの100エーカーの森など）でもかまいません。
複数の子どもたちと練習する場合，場所を選び終わったら頭に片手を置くよう，子どもたちに言いましょう。全員が心のなかにのどかな場所を想像できてから，ゲームを進めます。

4. そののどかな場所では，何かを感じたり，見たり，聞いたり，味わったり，においたり，触ったりできると想像しましょう。オーヴンのなかで焼けているチョコチップ・クッキーの美味しい香りをかいでいるかもしれませんし，滝の岩に当たってはじける水の音を聞いているかもしれません。

5. では，自分自身に優しい祈りを送りましょう。自分をぎゅうっとハグし，自分がのどかな場所で楽しんでいるところを想像して，心のなか

で自分に，「今日がとってもいい日になりますように。すごく楽しく友だちと遊べますように」などと祈りましょう。こう祈ってもいいし，別の言い方で祈ってもいいですよ。自分の言葉で，声に出さずに祈りましょう。

6. 次に，自分が大切に思っている人がここにいると想像してハグします。胸の前で左右の腕をつないで輪にしたら，ハグしたいと思う人のことを考えます。その人が自分ののどかな場所で，自分と一緒にいるところを想像してください。その人がニコニコしている姿を思い浮かべて，互いにハグし合っているところを想像しましょう。それから，心のなかで，「あなたが幸せで，とってもいい一日を送れますように。あなたに必要なものが手に入りますように」などと祈ります。

7. ハグしたいと思う人，自分ののどかな場所に招待したいと思う人が，もっといますか？　そう思う人みんなをハグできるくらい大きく両腕を開きましょう。そう思う人みんながニコニコして笑っている姿を思い浮かべ，みんなでハグし合いましょう。それから心のなかで，次のような優しい祈りを送ります。「みんなが幸せで，強くて，元気でいられますように。みんなが今日一日，楽しく過ごし，家族や友だちから愛をいっぱい感じられますように」

8. 両腕を広げられるだけ広げ，地球全体がのどかな場所だと想像して，心のなかで「誰もが今日一日幸せでありますように。誰もが健康で，安心して，落ち着いた気持ちで満ち足りていられますように」と祈りながら，地球をハグしているところを想像しましょう。このように祈るのもいいのですが，自分なりの祈り方をしてもかまいません。いずれにせよ，そういう気持ちを自分の言葉で伝えていいということは，憶えておいてください。

9. では，目を開けてください。両手を空に向けて思い切り伸ばしながら，大きく息を吸いましょう。そして，息を吐き出しながら，両手を膝に戻します。

10. **語りかけのポイント** 自分自身をハグして，自分自身に優しい祈りを送るのは，どんな感じでしたか？　ほかの誰かを想像してハグし，その人に優しい祈りを送るのはどんな感じでしたか？

ヒント

1. 子どもは，目を開いていると，何かを頭のなかに思い描くことがなかなかできません。ただ，目を閉じていると落ち着かない子どももいます。特に，部屋に人がたくさん集まっているときはそうなります。ですから，「わたしは目を開けて，部屋の番をしていますからね」と，ひと言加えるといいでしょう。

2. 子どもは動揺したときでも，自分をハグすると落ち着くことができます。もうひとつ，自分を落ち着かせる感覚要素をこのゲームに追加しましょう。それは，「何かがうまくできたときには自分を褒めてあげましょうね」と言うことです。ゲームを始める前なら，たとえば，それまでにやり終えたこと——宿題や台所のお手伝い——について，自分を褒めることができますし，ゲームのあとなら，優しい祈りを送るという親切な行為を実践したことについて，自分を褒めることができます。

3. ゲーム終了後のチェックイン〔気持ちを整えるためのワーク〕は，自分を落ち着かせて鎮めるために使える感覚的体験がほかにもあることを，子どもたちに思い出してもらう良い機会です。たとえば，歌を歌ったり音楽を聴いたりする（聴覚），泡風呂に入る（触覚），美味しいものをゆっくり食べる（味覚），自然のなかを歩く（視覚），自分の呼吸を感じるために心臓の上に手を置く（触覚）といったことができます。

「**想像してハグする**」のゲームは，優しい祈りを送る機会を低年齢の子どもたちに提供したいとき，わたしが頼りにしているゲームです。年長の子どもやティーンエイジャーと思いやりのゲームをするときには，このゲームの代わりに，このあと紹介する視覚化から始めます。

どのような親切心の視覚化についても言えることですが，その指導をする親御さんに気をつけていただきたい重要なことがあります。子どもやティーンエイジャーはこうしたゲームを，特定の人や特定のグループについての感じ方を変えるように——言い換えると，**好きでない人を好**

きになるように——という優しい「説得」だと誤解しやすいということです。でも，親切心の視覚化は実際のところ，子どもたちに感情を変えるよう指示することはありません。偏見のない心を維持するようにと言うだけです。感謝のゲーム「人生は楽しい」と「3つの良いこと」が，日々の幸運だけでなく日々の難題も盛り込んだ全体的なものの見方を育てるように，親切心のゲームも，一見対立する考えを同時に心のなかに留めておくことを子どもたちに勧めます。親切心の視覚化を進める前に，人を嫌う健全な理由，尊敬できない人や自分を不当に扱う人に時間をかけない健全な理由はたくさんあることを，子どもたちにしっかり伝えてください。大切なのは，年長の子どもやティーンエイジャーが，人に対する感情はいろいろあっていい——嫌いな相手，尊敬できない相手であっても，その人に良いことがありますようにと祈っていい——ということを忘れないようにすることです。

　親切心の視覚化は，瞑想をする人の年齢に関係なく，打ちのめされるように感じる強い感情をもたらすことがあります。もし子どもやティーンエイジャーが，優しい祈りを送ることを不快に感じている場合は，無理強いしないほうがいいのですが，ほかのことに移る前に別のゲームを提案するのは理に適っています。ゲーム「一歩ごとに優しい祈りを送る」は，親切心の視覚化が難しいと感じていたり，じっと座っているのがつらいと思っていたりする子どもに適しています。また，第13章のゲーム「世界に送る優しい祈り」は，低年齢の子どもに向いているでしょう。さらに，優しい祈りをかわいい動物に送るのも，親切心のゲームを修正して難易度を下げるひとつの方法です。こうした代替案のいずれを使っても，子どもやティーンエイジャーが苦痛を感じることがあるかもしれませんが，それはそれで大丈夫です。別の活動——たとえば本書の後半で取り上げた関係性に関するマインドフルネス・ゲームのひとつ——に移ればいいだけです。

優しい祈り

親切心と集中を実践するために，誰もが幸せで，安全で，健康で，心安らかに暮らしていると想像します。

ライフ・スキル 集中する，ケアする　　対象年齢 全年齢層

ゲームの進め方

1. 床に仰向けに寝て脚を伸ばし，腕は両脇に添えましょう。目を閉じてもかまいません。

2. 後頭部が床なり枕なりにしっかり触れているのを感じてください。腕と手は力を抜いて，だらりとさせます。背中や脚，足もリラックスしているのを感じましょう。

3. では，これから優しい祈りをいくつか一緒に送ります。
   以下に説明する視覚化を使って（もしくは似たものを自分自身の言葉で説明して）子どもたちをリードしてください。

4. 自分は幸せだと想像してください。自分は今ニコニコ笑っていて，楽しんでいると想像してください。今，実際には幸せだと感じていなくても，別に問題はありません。とにかく，自分は笑っていて，友だちと遊んでいるか，何か自分の好きなことをやっていると想像してください。

5. では，心のなかで，「今日一日，幸せで，人の役に立てますように。強くて，健康でありますように。心穏やかに満ち足りていられますように。たくさんの愛を感じられますように」などと祈りましょう。この祈りをそのまま使ってもいいですし，祈る内容を自分で選び，自分自身の言葉を使って，心のなかでそれらを唱えてもかまいません。

6. 今度は，自分の祈りの言葉が温かい感覚を発生させていると想像し，その感覚に注意していると，それがだんだん大きくなっていくところを想像します。温かい感覚は心臓の近くで始まっていると想像しましょう。心のなかで優しい祈りを唱えていると，温かい感覚は手の指先や足のつま先，頭の天辺にまで行き渡っていきます。やがて，それがあなたの全身を満たします。

7. この感覚には色があると想像してください。自分の望む色なら，どんな色でもかまいません。青かもしれないし，赤，あるいは，黄色かもしれません。この美しい色が自分の全身を満たしているところを想像します。その感覚はさらに広がって，指先やつま先から部屋のなかにあふれ出ていきます。

8. 部屋にいる他の人たちがこの温かい感覚を感じ取り，この美しい色を見ることもできると想像してください。その人たちは微笑んでいて，幸せです。その人たちに心のなかで祈りましょう。「みんなが強くて健康でありますように。みんなが心穏やかで，安全で，満たされていると感じられますように。みんなが必要なものを手に入れ，たくさんの愛を感じられますように」これらの優しい祈りを心のなかで繰り返します。あるいは，祈る内容を自分で選び，自分自身の言葉を使って，心のなかでそれらを唱えてもかまいません。

9. 自分が創り出している心地よく温かな感覚を想像し，美しい色がどんどん広がって，部屋からほとばしり出ているところを想像しましょう。温かな感覚が広がりつづけ，とうとう地球上のすべての人，すべてのものに到達するところを想像しましょう。あなたには，自分の優しい祈りを感じてほしいと思っている人がいますね。その人たちは皆，あなたの祈りを感じることができると想像しましょう。その人たちがあなたの思いやりのこもった祈りを感じ取って微笑んでいるところを思い描いてください。心のなかで祈りましょう。「あなたたちが幸せでありますように。必要なものを手に入れていますように。強くて健康だと感じていますように。愛され，尊重され，大切にされていると感じていますように。満たされていると感じていますように」この祈りをそのまま使ってもいいですし，祈る内容を自分で選び，自分自身の言葉で祈ってもいいでしょう。

10. 準備ができたら，目を開けて，床に触れている自分の体をまた感じましょう。ゆっくり体を起こしたら，終了です。大きく呼吸をして，今どう感じているかに注目してください。

11. 　語りかけのポイント　他者や地球，自分自身に送りたい優しい祈りをいくつか挙げましょう。優しい祈りを送ると，どんな気持ちになりますか？

ヒント

1. 第Ⅰ部「鎮める」の第2章で，子どもたちはいろいろな形で心が体に影響を与え，体が心に影響を与えることについて考えました。優しい祈りを送る前と送ったあととで，自分の気持ちに違いがあることに気づいたかどうかを訊ね，そのときの会話を親切心の視覚化にまで拡大することができます。

　低年齢の子どもに適した次のゲームは，共感と思いやりを強めます。これは，呼吸をアンカーとしてライフ・スキルの「集中する」を伸ばすゲームとして始まり，心的なイメージをアンカーとしてライフ・スキルの「集中する」を伸ばす親切心の視覚化になっていきます。子どものおなかの上に置けるような動物のぬいぐるみか，柔らかくて多少重みのあるもの——枕，豆を入れた袋，クッションなど——を必ず用意してください。

優しい祈りの子守歌

体をリラックスさせ，心を鎮めるために，おなかの上に乗せた動物のぬいぐるみの寝かしつけごっこをします。息を吸い込むと，ぬいぐるみは上に持ち上げられ，息を吐き出すと，ぬいぐるみは下に沈みます。

ライフ・スキル 集中する，ケアする

対象年齢 低年齢の子ども（年長の子どもやティーンエイジャー向けには変更を加える）

ゲームの進め方

1. 床に仰向きに寝て脚を伸ばし，腕は両脇に添えましょう。目を閉じてもかまいません。これから，わたしがあなたのおなかの上にぬいぐるみを置きます。

集中する

年長の子どもやティーンエイジャーの場合は，ぬいぐるみの代わり
に，枕やクッションなど，柔らかくて多少重みのあるものを使うとい
いでしょう。

2. 頭のうしろ部分が床に触れているのを感じてください。それから，肩，
背中の上半分，腕，手，腰，脚，足を感じましょう。おなかの上のぬ
いぐるみをトントンしてあげてください。そして，そうするとどんな
ふうに感じられるかにも，気づいてください。

3. さて，息を吸ったり吐いたりすると，それに合わせてぬいぐるみが上
下しますが，それがどんなふうに感じられるかに気づいてください。
こうして横になっていると，心や体のなかで何かが変わりますか？
1〜3分ほど待ってから，次の指示に進みましょう。

4. もし呼吸に集中するのが難しかったら，ぬいぐるみが上に動くたび
に，心のなかで「上へ」と言い，ぬいぐるみが下に動くたびに，心の
なかで「下へ」と言いましょう。

5. 今，体がどう感じているか，チェックしてください。頭のうしろ部分
が床に触れているのを感じましょう。次に，肩が床に触れているのを
感じましょう。そして，背中の上半分，腕，手，腰，脚，足を感じま
しょう。

6. 優しい祈りを送って，おしまいにします。まず自分から始めましょ
う。心のなかで，以下のように祈ってもいいですし，祈る内容を自分
で選び，自分自身の言葉で祈ってもいいでしょう。「今日一日，幸せ
で，人の役に立ち，強くいられますように。友だちや家族と楽しめま
すように」

7. 次は，優しい祈りを送りたいと思っている相手を思い浮かべ，用意が
できたら，心のなかで，「あなたが幸せで，強くて，健康であります
ように。あなたが穏やかな気持ちでいられますように。そして，今日
一日，家族や友だちと楽しめますように」と祈りましょう。これをそ
のまま祈ってもいいですし，祈る内容を自分で選び，自分自身の言葉
で祈ってもいいでしょう。

8. まだほかにも，優しい祈りを送りたい人がいますか？　その人たちを
思い浮かべて，心のなかで，「みんなが幸せで，強くて，健康であり

心穏やかに

ますように。みんなが穏やかな気持ちでいられ，安全だと感じられますように。みんながすばらしい一日を過ごせますように」と祈りましょう。これをそのまま祈ってもいいですし，友だちや家族に送りたいと思う祈りの言葉を自分で選び，それを心のなかで言ってもいいでしょう。

9. 続いて，地球上のすべての人に優しい祈りを送りましょう。自分の言葉で，次のような内容を心のなかで祈ります。「誰もが幸せで，健康で，安全で，平和に暮らしていけますように」

10. では，目を開けて，もう一度床に触れている自分の体を感じてから，ゆっくり体を起こしましょう。大きく息を吸い込みながら，両手を上にぐぅっと伸ばし，息を吐き出しながら，両手を下げて膝に戻します。

　瞑想を実践している人が，年齢を問わず，自分自身には優しい祈りをうまく送れないと思うのは，珍しいことではありません。また，自分にひどいことをした相手には，やはり年齢に関係なく，優しい祈りを送るのが難しかったり，まったく送れなかったりするのも，ごく普通にあることです。このことで困っている子どものために，インサイト・LAの創設者であり指導的立場の教師でもあるトルーディ・グッドマン博士は，次のゲーム「**厄介な相手に優しい祈りを送る**」を**リフレーミング**する革新的な方法を提供しています。ひとつは，優しい祈りを送るのは自分のためであって，厄介な相手のためではないことを理解することです。これが理解できれば，優しい祈りを送ることは，心を解放してくれるシンプルな手段となり，その子どもは，無力感や怒りや失望などのつらい感情を手放すことができるようになります。もっと幸せで，もっと自信をもっていたら，厄介だと思っている相手もたぶんさほど厄介ではなくなるでしょう。これを認めることも，ゲーム「**厄介な相手に優しい祈りを送る**」を**リフレーミング**するよう子どもを促すときのグッドマン博士の方法です。

　ゲーム「**厄介な相手に優しい祈りを送る**」は，その相手に対する感じ

方を変えなくてはならないと言っているわけでも，嫌いな人を好きにならなくてはならないと言っているわけでもありません。同様に重要なのは，厄介だと思っている人と一緒に過ごせば，より良い人間になれると言っているわけではないということです。親切心のゲーム後のチェックイン〔気持ちを整えるためのワーク〕は，問題のある人には関わらないほうが賢明だということを子どもに思い出させる絶好の機会です。とりわけ，優しくない人，自分自身を一番大切にする選択もせず，他者のことを一番大切にする選択もしない人は，遠ざけるに越したことはありません。

　ゲーム「**厄介な相手に優しい祈りを送る**」を進める際に，2つ，3つ，頭に入れておくべきことがあります。実際問題として，誰かを思いやって祈ることと誰かを好ましく思うこととの区別は，発達学的に言って，低年齢の子どもが考えてできることではありません。年長の子どもやティーンエイジャーには，「悩まされている」くらいの相手や「神経に障る」程度の相手を選び，きわめて強い否定的感情が湧いてくるような相手は選ばないよう，働きかけましょう。そして，もっともうるさくて悩ましく思っている相手は，自分がもっとも愛している相手でもあったりすることを，子どもたちに思い出させてください。これを知ったら，神経に障るきょうだいをもつ子どもは，おおいに救われることでしょう。

厄介な相手に優しい祈りを送る

「厄介だなあ」と感じている人のことを考え，その人を思って祈ります。

ライフ・スキル リフレーミングする，ケアする，つながる
対象年齢 年長の子ども，ティーンエイジャー

ゲームの進め方

1. 楽な姿勢で横になるか座るかして，目を閉じます。

2. 一緒にいると厄介だなあと感じている人で，それでも優しい祈りを送りたいと思う人を思い描きます。

3. 自分は幸せだと感じていると想像します。自分がニコニコと笑っていて，楽しんでいると想像します。今，実際に幸せだと感じていなくても，心配は要りません。とにかく，笑っている自分や友だちと出歩いている自分，やりたいと思っていることをやっている自分を想像するのです。

4. 次に，自分自身の言葉で，「わたしが幸せになれますように。強くて健康だと感じられますように。たくさんの愛を感じ，満たされて，穏やかな気持ちでいられますように」などと心のなかで祈りましょう。

5. 今度は，この感覚には温かみがあり，注意を向けていると次第に大きくなってくると想像します。その温かな感覚が心臓の近くで始まり，心のなかで優しい祈りを自分に向けて言っている間に，指先やつま先に到達し，顔にも頭頂にも到達するところを想像します。その温かな感覚には色があり，その色が心臓から全身を通って，部屋のなかに動いていくのが見えると想像します。

6. 一緒にいると厄介だなあと感じている人で，それでも優しい祈りを送りたいと思う人をまた思い描きます。いいですか，その人に対する自分の気持ちを変える必要はありませんよ。自分の言葉で，「あなたが健康で満足していますように。安全で，心が穏やかだと感じられますように」などと心のなかで祈ります。自分が苦痛を感じることなく言える言葉を選び，心のなかでそれを繰り返しましょう。

7. では，目を開けてください。横になっているなら，ゆっくり体を起こします。ひと呼吸してから，自分がどんなふうに感じているかに注目してください。

8. 語りかけのポイント 優しい祈りを送る前，あなたはどんな気持ちでしたか？　優しい祈りを送るのは簡単でしたか？　それとも難しかったですか？　厄介な人に優しい祈りを送ったあとは，どんな気持ちになりましたか？　その人に関する見方は変わりましたか？

部屋は静かである必要はありませんし，優しい祈りを送るためにじっとしている必要もありません。親は，人の多いスーパーマーケットで食品を満載したカートを押しながらでも，混雑する電車に乗っているときでも，車の運転席に座っているときでも，優しい祈りを送ることができます。子どもは，昼食の列に並んでいるときでも，スクールバスに乗っているときでも，バスケットボールの試合の観覧席に座っているときでも，優しい祈りを送ることができます。そして，どんな人も，人通りの多い歩道を歩いているときでも，騒がしい映画館で映画が始まるのを待って座っているときでも，優しい祈りを送ることができます。

ゲーム「ゆっくり静かに歩く」のなかで，子どもたちは目的を持って歩きながら，足と脚に生じる感覚に注意をアンカーしていました。次のゲーム「**一歩ごとに優しい祈りを送る**」では，ゆっくり静かに，目的をもって歩きますが，一歩ごとに優しい祈りを送ります。いずれのゲームでも，子どもたちはスタート地点とゴール地点の間を行ったり来たりします。進め方の説明では，歩きはじめる場所と歩き終わる場所はテープで示し，歩きはじめの合図には鐘を使うことを提案していますが，こうした道具は必ずしも必要ありません。どんな形でスタート地点とゴール地点が示してあっても，子どもたちはその間を歩きますし，歩きはじめは言葉で合図することもできます。

心穏やかに

一歩ごとに優しい祈りを送る

ゆっくり，目的をもって歩き，一歩踏み出すごとに，心のなかで優しい祈りを送ります。

ライフ・スキル 集中する，ケアする 　　　対象年齢 全年齢層

ゲームの進め方

1. これから，一方のラインをスタートして，もう一方のラインまでゆっくり歩きます。一歩踏み出すごとに，心のなかで優しい祈りを送ります。目線は落としたままにして，集中しやすいようにしましょう。

2. わたしが鐘を鳴らしたら，あちらのラインに向かってゆっくり歩きはじめてください。

鐘を鳴らします。

3. 一歩踏み出すごとに，心のなかで自分自身に対して優しい祈りを送ってください。「わたしが幸せになり，強くなれますように。心が穏やかで満たされていると感じられますように。古い傷が消えていきますように」このままの言い方で祈ってもいいですし，もっと気分よく言える優しい祈りがあるなら，それを選んでもいいでしょう。それらを心のなかで繰り返します。

4. あちらのラインに到達したら，ゆっくり回れ右をして，鐘が鳴るのを待ちます。鐘は，再び歩きはじめる合図です。待っている間，自分自身に優しい祈りを送りつづけます。

全員が向こうのラインに達したら，鐘を鳴らします。

5. 最初のラインまで歩いて戻ります。今度は，一歩踏み出すごとに，心のなかで自分の大切な人に優しい祈りを送ります。自分自身の言葉で，次のように祈りましょう。「あなたが幸せでありますように。あなたが，安全で，強く，健康でありますように」最初のラインに到達したら，ゆっくり回れ右をして，鐘が鳴るのを待ちます。鐘は，再び歩きはじめる合図です。待っている間，優しい祈りを送りつづけます。**鐘を鳴らします。**

6. 同じことをもう一度やってみましょう。今度は，一歩踏み出すごとに，自分があまりよく知らない人，もしくは，まったく知らない人に，心のなかで優しい祈りを送ります。自分自身の言葉で，次のように祈りましょう。「あなたが満たされていますように。あなたが，必要なものを持っていますように」向こうのラインに到達したら，ゆっくり回れ右をして，再び歩きはじめる合図の鐘が鳴るのを待ちます。待っている間，優しい祈りを送りつづけます。

低年齢の子どもにこのゲームを指導している場合は，次のステップ7を飛ばして，ステップ8に進みます。

7. またラインからラインまで歩きますが，今度は一歩踏み出すごとに，自分が厄介だと思っている人に優しい祈りを送ります。ただし，これは，不快にならずにそうすることができる場合に限ります。送る相手には，あなたを悩ませている人，あなたの神経に障る人を選び，きわめて強い否定感情が湧いてくる人は選ばないでください。自分自身の言葉で，次のように祈りましょう。「あなたが，幸せでありますように。あなたの心が，穏やかで満たされていますように」不快にならずに言える優しい祈りを選んで，心のなかで繰り返します。厄介だと思う人に優しい祈りを送りたくないなら，それはそれでかまいません。代わりの誰かを選ぶか，ペットまたは自分自身に優しい祈りを送りましょう。もう一方のラインに到達したら，ゆっくり回れ右をして，再び歩きはじめる合図の鐘が鳴るのを待ちます。待っている間，優しい祈りを送りつづけます。

8. いよいよ今度は，一歩踏み出すごとに，この地球と，地球上の生きとし生けるものすべてに，心のなかで優しい祈りを送ります。自分自身の言葉で，次のように祈りましょう。「みんなが，幸せで，健康で，安全でありますように。わたしたちみんなが強くて，一緒に平和に暮らしていけますように。誰もが，自分に必要なものをもっていますように」

何度か練習したあとは，床にラインを引く必要はなくなるでしょうし，子どもたちはもういつでも，もっと長い距離を歩けるようになっているでしょう。

ヒント

1. このゲームを少し変え，「**一歩ごとに感謝する**」というタイトルで，親
切心ではなく感謝の気持ちを強調してみましょう。ゲームの進め方は，
ゲーム「**一歩ごとに優しい祈りを送る**」とまったく同じですが，子ど
もたちには，一歩踏み出すごとに，自分が感謝している誰か（もしく
は何か）に「ありがとう」と心のなかで言ってもらいます。

伝統的な親切心の実践が大人に──たとえわずかにでも──有益な長
期的影響を与えていることを証明する研究は増えつづけています。"*The
Happiness Track*" を著したスタンフォード大学「センター・オヴ・コン
パッション・アンド・アルトルイズム・リサーチ・アンド・エデュケー
ション」のエマ・M・セッパラ博士は，"Psychology Today" のオンライ
ン版マガジンに，親切心の視覚化が大人に与える影響を調べた最新の研
究について，実際的でわかりやすい論評を投稿しています。博士は，さ
まざまな研究が明らかにしているとして，親切心の視覚化を行なうこと
で改善するものを5つ挙げています。

(1) 共感および脳内の感情処理の活性化によって，**心の知能指数**が
改善する。

(2) テロメアの長さで示される老化の染色体標識を減らすことによっ
て，**ストレス反応**が改善する〔テロメアは染色体末端部に位置する
構造で，細胞分裂によって縮小する。この事実からテロメアが短いほど
「老化した」細胞とみなすことができる。エリザベス・ブラックバーン
はこの発見により2009年にノーベル医学生理学賞を受賞した。マイン
ドフルネスはテロメアの縮小を予防するのではないかという研究が現在
進められている〕。

(3) わたしたちをより有用な人間にし，思いやりと共感を増やし，
他者への偏見を減らし，社会的なつながり感覚を高めることに

よって，**社会的なつながり**を改善する。

（4）自己批判を抑制することによって，**自己愛**を改善する。

（5）肯定的な感情を増やし，否定的な感情を減らし，迷走神経を緊張させることによって，**生活充足感**を改善する（「鎮める」のセクションで，迷走神経が取り上げられのを憶えていますか？　これは複雑な脳神経で，社会参加や精神衛生を支えているために，体内でもっとも重要な神経だと言われています）。

　親切心の視覚化では，子どもやティーンエイジャーはまず自分に優しい祈りを送り，そののちに他者やコミュニティに好意を送りますが，この内的プロセスは，すでに探求してきた経過をたどります。ABC，すなわち，注意（attention）とバランス（balance）と思いやり（compassion）は，まず，自己に対する気づきが生まれて**注意**と**バランス**が発達し，やがて他者に対する気づきが生まれて**思いやり**が発達するという具合に，連続的に進んでいきます。子どもはまずズームインして，自分の内面で起きていることを調べ，そののちにズームアウトして見る範囲を広げ，自分の周囲で起きていることを調べます。ゲーム「**優しい祈り**」は，ズームインしてズームアウトするこのプロセスを，ひとつの内省的活動にまとめたものです。子どもたちはズームインすることで，自分に優しくすることを思い出し，ズームアウトすることで，他者と地球に優しくすることを思い出します。

━━9━━

思考から離れる

　本章では，**ボディ・スキャン**という瞑想の方法を使って心身に注目します。大人向けのボディ・スキャンは30分から45分ほどかかりますが，時間がない場合や，子どもやティーンエイジャー向けに行なう場合は，もう少し短時間で済ませることができます。ジョン・カバット・ジンは"*Coming to Our Senses*"のなかで，この方法を以下のように説明しています。「ボディ・スキャンでは，心を使って体系的に体をざっと見渡し，体のさまざまな部分に，愛と思いやりと関心をこめた注意を向けます。1回の呼吸でボディ・スキャンを1回行なうこともできますし，2分，5分，10分，20分かけてボディ・スキャンを1回行なうこともできます。正確さや詳細の度合いは当然ながら，どれだけ速く体全体を移動したかによって決まります」

　体の感覚に細かく注意することで，子どもやティーンエイジャーが自分の体を知るようになるというのは筋の通った話ですが，自分の体のなかで起きていることに注目したとき，自分の感情についてどれだけのことがわかるかを知ると，子どもも親もしばしばびっくりします。

　親切心の視覚化と同じく，ボディ・スキャンも，感覚をベースにしたその他のゲームも，時に，恐怖を感じたり打ちのめされるように感じたりするような強烈な感情を呼び起こすことがあります。自分の体や体の

集中する

特定部位に細かく注意することは，トラウマや病気，虐待，ネグレクト，否定的な体のイメージで苦しんだ経験のある子どもにとっては，特に難しいことがあります。瞑想の指導者であり心理療法士でもあるトルーディ・グッドマンは，トラウマ歴のある子どもやボディ・スキャンを難しいと感じる子どもには，ごく短時間の練習に留めておくことを提案しています。少し長いボディ・スキャンでは動揺するという場合でも，体の感覚に2,3分集中するだけなら役に立ち，心が鎮まることもあります。クリストファー・ウィラード博士は "Growing Up Mindful" のなかで，ボディ・スキャンを難しいと思う子どもは，代わりに，五感を使って外的アンカーに集中するグラウンディングを試したらどうかと提案しています。

　子どもが外的なアンカーを使って体のさまざまな部位を観察するにはどうしたらいいのでしょう？　グッドマンはそういうときに使える楽しい方法を2つ提供しています。ひとつは，「この室内履きのなかで，わたしの足が気持ちよく温まってくれますように。自転車に乗ったら，わたしの脚に自転車をこげるだけの強さがありますように。この週末は浜辺に行き，砂のなかでつま先をくねくねできますように。おなかがいっぱいになりますように」などと心のなかで言うことで，自分の体に優しい祈りを送るというやり方です。今ひとつは，心のなかで，「立って，歩いて，走って，スキップして，ダンスしてくれるわたしの足，ありがとう。わたしが強くて幸せで安全でありますように」と繰り返し言うことで，体に感謝するやり方です。そのほか，外的アンカーに集中するグラウンディング・ゲームには，本章の最後にある「**マイラのゲーム**」，すでに紹介した「**体を揺さぶる**」，「**一度に少しずつ**」，「**消えていく音**」，「**ゆっくり静かに歩く**」，「**風船になる腕**」，「**ゆっくり，のんびり，おっとり**」，「**優しい祈りの子守歌**」などがあります。

　第2章で紹介したゲーム「**心身のつながり**」と「**はっきり見る**」は，自分の思考内容が自分の感じ方に影響を与えることを理解するのに役立ちます。のちに紹介する関係性に関するマインドフルネス・ゲームのいくつかも，体と感情がどうつながっているのかについての気づきを高める

のに役立ちます。子どもやティーンエイジャーが心のなかで起きていることとその瞬間の体のつながりに注目する方法には，もうひとつ，体をよく動かす直接的なゲーム「**心，体，それ！**」があります。子どもたちはボールをあちこち転がしながら，そのとき感じている感覚と感情をすばやく言います。ボールがなくてもゲームはできます。2人なら向き合って座り，3人以上なら輪になって座ります。

心，体，それ！

ボールをあちこち転がしながら，そのとき感じている身体感覚と感情をすばやく言います。

ライフ・スキル 集中する，見る　　対象年齢 全年齢層

ゲームの進め方

1. このボールを相手に転がします。自分が転がす番になったら，心のなかで感じていることと，体で感じていることを1つずつ，すばやく言ってください。たとえば，こんなふうに言います。「体はリラックスしている感じで，心は幸せだと感じてる」

2. では，わたしから行きますよ。「体はコチコチになっている感じで，心は少し緊張している感じ」

　2人なら，相手にボールを転がし，3人以上で輪になって座っているなら，そのうちの誰かにボールを転がします。

3. はい，今度はあなたが言って，ボールを転がす番です（たとえば，足がかゆくて，自分がバカに思える）。

　ゲームをしている間にスピードを上げるよう，子どもたちを導きましょう。

ヒント

1. ボールを使わずに，台所のテーブルの周りに座ってやってみましょう。また，交通渋滞で進まなくなったときには，車のなかでもできます。

多くのジムやドラマ・クラスでは，段階的に筋肉をリラックスさせていくエクササイズが採用されていますが，マインドフルネス・ストレス低減法（MBSR）のボディ・スキャンはそれと同じく，つま先から始めて頭までスキャンしていきます。わたしの瞑想の指導者たちは，頭から始めてつま先へと反対方向にスキャンするよう，弟子に教えています。いずれのほうが好ましいのかについて，あるいは，選択する方向が非常に重要なのかどうかについては，意見が一致していません。わたしが頭からつま先に向かうほうを使うのは，それによって，心が思考から離れて感覚に向かうからです。わたしも，わたしがマインドフルネスの練習を一緒にしている親子の多くも，これに助けられて考えることをやめ，体を感じています。

　次のゲーム「**特別な星**」では，子どもたちは注意を使って，頭からつま先に到るまで自分の体をスキャンします。

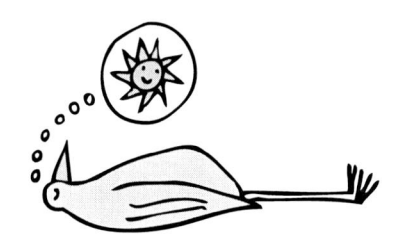

思考から離れる

特別な星

体をリラックスさせ心を鎮めるのに役立つ特別な星が夜空にあると想像します。

ライフ・スキル 集中する　　　対象年齢 全年齢層

ゲームの進め方

1. 目を閉じて，楽な姿勢で座るか横になるかします。自然に呼吸し，息を吸ったり吐いたりするとどんなふうに感じるかに注目しましょう。

2. あなたのためだけの星が空にあると想像しましょう。それは，どんなふうに見えてもかまいません。どんな色でも，何でできていてもかまいませんし，万物が変化するように，刻一刻と，あるいは，日ごとに変化するかもしれません。大きくなったり小さくなったり，輝いたりぼんやりかすんだりすることがあっても，あなたの星はいつも変わらずそこにあります。

3. 体のいろいろな部位で，その星の温かさを感じましょう。
   - 星の光があなたの額を照らしたら，額がリラックスするのを感じ，その日一日のストレスと緊張がすべて消えていくところを想像しましょう。
   - 続いて，星の光があなたの肩…腕…手…胸…おなかと腰…脚…かかと…足を照らすところを想像します。
   - 最後に，星の光の温かさに包まれて全身がリラックスしているところを想像します。
   - 全身が星の光の温かさに浸ってリラックスしているのを感じ，もうしばらくそのままでいましょう。

4. 用意が整ったら，体をゆっくり起こし，両手を空に伸ばします。深く息を吸い込み，息を吐き出しながら腕を下ろします。

5. 語りかけのポイント ボディ・スキャンをしている最中，あなたの心と体には何が起きましたか？　以前にそんなふうに感じたことがありますか？もしあるなら，それはいつでしたか？

マインドフルな注意の最大のメリットのひとつはその柔軟性です。マインドフルネスは，あるタイプの経験から別のタイプの経験に——たとえば思考から感情，感情から感覚へ——注意を移行させる子どもの能力を育てます。マインドフルネス認知療法（MBCT）は，マインドフルネス・ストレス低減法（MBSR）を基盤とする臨床プログラムで，ジンデル・シーガル博士とマーク・ウィリアムズ博士，ジョン・ティースデール博士が開発したものですが，ボディ・スキャンはこのプログラムのなかで，注意があちこち移動できることを証明しています。次のゲームは，まさにそれをする機会を子どもやティーンエイジャーに提供しています。このゲームは，座っていても，立っていても，横になっていてもできます。

チョウチョのボディ・スキャン

想像したチョウチョの助けを借りて，自分の注意を体のある部位から別の部位へと移動させます。

ライフ・スキル 集中する 　　　対象年齢 全年齢層

ゲームの進め方

1. 目を閉じて，楽な姿勢で座るか横になるかします。自然に呼吸し，息を吸ったり吐いたりするとどんなふうに感じるかに注目しましょう。
2. では，羽のように軽く舞うチョウチョを思い描いてください。色は自分の好みで決めましょう。少し時間をかけて，そのチョウチョに集中します。
3. 自分の魔法の球が近くに浮いているところを想像しましょう。これから，チョウチョが自分の体のいろいろな部分に留まったつもりになります。そして，チョウチョが留まったら，体のその部分はリラックスして気持ちよくなります。
4. 額から始めましょう。チョウチョが額に留まって，額がリラックスするところを想像します。

5. チョウチョが額から飛び立ち，一方の肩に向かって，そこに留まるところを想像しましょう。その肩がリラックスします。
   同じようにして，**体のさまざまな部位にチョウチョが留まるところを想像していきます。**
6. 全身をリラックスさせてくつろぎ，呼吸の安定したリズムを感じましょう。
7. 用意が整ったら，深く息を吸い込み，両手を空に伸ばします。息を吐き出しながら，腕を下ろします。

　アンナカ・ハリスのあるクラスで，子どもたちは自分自身のマインドフルネス・ゲームを創るよう勧められました。すると，5歳のマイラという名の少女が驚くほど洞察に満ちたゲームを考え出しました。「**マイラのゲーム**」はチョウチョのボディ・スキャンと同じく，子どもがあるタイプの感覚から別のタイプの感覚へと意識的に注意を移す練習をするものです。

マイラのゲーム

わたしたちはどんな瞬間にもさまざまなことに気づくことができます。そうしたことすべてに注目できるよう，注意を——見ることから感じることへ，感じることから動くことへ，動くことからまた見ることへ——移していきます。

ライフ・スキル 集中する　　　対象年齢 低年齢の子ども，年長の子ども

ゲームの進め方
1. 背筋を伸ばして椅子に座り，筋肉をリラックスさせて，両手はそっと膝に置きます。あなたの前の床に石を1つ置くので，それをじっと見てください。

2. わたしが鐘を鳴らしたら，石を拾い上げ，目を閉じて，2，3回呼吸する間，手のなかの石を**感じましょう**。

鐘を鳴らします。

3. 次に鐘を鳴らしたら，目を開け，2，3回呼吸する間，石を**見つめます**。

鐘を鳴らします。

4. もう一度鐘を鳴らしたら，石を床に**戻し**，さらに2，3回呼吸する間，石を**見つめます**。

また，鐘を鳴らします。

5. 最初から最後まで，もう一度やってみましょう。今度は，わたしは黙って，各ステップで鐘を鳴らすだけです。

- 鐘1：石を拾い上げて目を閉じ，手のなかの石を**感じる**——呼吸する。
- 鐘2：目を開けて手のなかの石を**見る**——呼吸する。
- 鐘3：自分の前の床に石を戻し，床の上の石を**見る**——呼吸する。

ヒント

1. このゲームはペアでするか，子どもが2人以上いる場合は，輪になってするかしましょう。1ラウンド終わるごとに，自分の前の石を左側に座っている子どもの前に置くよう指示します。そうすると，次のラウンドで，誰もが前ラウンドとは異なる石を見つめ，感じることができます。

2. 自分らしくアレンジする場合は，各自，特別な石や貝殻，葉っぱなどを持参して「**マイラのゲーム**」で使うよう指示します。

子どもたちはライフ・スキル「**鎮める**」に関するセクションのゲームで，ストレスは必ずしも悪いわけでも良いわけでもないこと，ストレスに対する反応は人それぞれであること，ストレスは適切に管理すれば役に立ちうることを学びました。結局のところ，ティーンエイジャーの場合，多少の不安が動機となって，試験やスポーツ大会で人より勝ることができるのです。ストレス管理の鍵は，ストレス反応が強くなりすぎて乗っ取りを開始しようとしているときに，子どもがそのことに気づくこ

とができるかどうかです。子どもは感覚に基づいた活動（ボディ・スキャンなど）を通して，バランスが崩れはじめていることを知らせる体の合図を認識できるようになります。こうした合図に気づくのが早ければ早いほど，強くなりすぎたストレス反応を弱められる可能性は高まります。ストレスの多い体験について考え込むのを控え，リラックスし，心身が鎮まるまでシンプルでニュートラルなアンカーに注意を移しておくことができるからです。

集中する

IV

ケアする

ある軽業師とその弟子が，町の広場の中央に立つ竹竿の上で演技をしてほしいと頼まれました。その準備中，軽業師は弟子に，「俺が先に登る。お前はあとから来て，俺の肩に立て。いったん上に登ったら，お前が俺のバランスに気を配れ。お前のバランスは俺が見る」と言いました。もっともな要求のように聞こえますよね？　でも，そうは思わなかった弟子は言い返しました。「それじゃうまくいきませんよ。師匠は自分のバランスの面倒を見なくちゃいけませんし，わたしはわたしのバランスの面倒を見なくちゃいけません。でないと，ふたりとも落っこちて怪我しますよ」

生意気な口ぶりではありますが，弟子は，微妙ながらも重要な点をついています。つまり，弟子は何よりもまず自分のケアをしなくてはならない，師匠のケアはそのあとだ，という点です。客室乗務員はフライトのたびに，このことをわたしたちに思い出させます。機内の乗客は緊急事態に際し，まず自分が酸素マスクをすることによって，他の乗客に気を配ることができるようになります。それと同じで，弟子は，自分自身のバランスをケアしたのちに，初めて師匠に留意することができるのです。マインドフルネスや瞑想，その他の創造的な試みと同様，バランスの特性の一部は不可思議であり，これを説明するのは，不可能ではないにせよ，困難です。自分のバランスが取れていることを知るには，バランスが取れていると感じなくてはなりません。弟子が師匠に言ったように，誰にもあなたのバランスは見つけられません。自分のバランスは自分で見つけなくてはなりません。

親はしばしば，自分の必要より家族の必要を優先させます。自分の必要を顧みないことで，犠牲を払うことになるような場合にさえ，そうします。ティク・ナット・ハンの言葉を借りれば，「自分自身のケアの仕方や愛し方を知らなければ，自分の大切な人のケアはできません」

自分が疲れてクタクタになっていると，誰に対してもあまり親切にできませんが，この事実はつい忘れられがちです。ストレスや強烈な感情，疲労困憊にその他の要因が加わると，わたしたちの忍耐の窓は狭まり，

ケアする

バランスが取れていないことを思い知らされます。普段なら耐えられると思っている体験が耐えがたく感じられるようになってくると，わたしたちの神経系は，対応を見直して自分のケアをもっとよくするようにと，合図を送ってきます。自分のケアをしっかりするためには，他者との間に健全な境界を設けることが必要です。親も子も，家庭，学校，友情，予定，仕事のバランスをうまく取るには，健全な境界の発達が欠かせません。けれども，マインドフルネスと瞑想のさまざまなテーマは，誤解されて不適切に指導された場合，そうした境界の発達を蝕む力になりかねません。「行儀よく振る舞い，人には親切にし，感謝の心を忘れず，物惜しみをせず，バランスを欠くことがないようにしなくてはならないよ」と言ったり，「自分のことは自分でしっかりケアしなくてはならないよ」などと言ったりするだけでは，あまり役に立ちませんし，特に，苦しい状況に対処する最善の方法を教えてほしいと思っている子どもは，そう言われてもがっかりするだけです。人生はそんなふうに一般化できるほど単純ではありません。他者の行動が境界を越えたときを知る具体的なツール，自分自身のケアをするのに役立つ具体的なツールが，親にも子にも必要です。

　マインドフルネスと瞑想で探求されているテーマとライフ・スキルを適切に理解し，きちんとした指導を受けると，識別力が育ち，健全な境界を育むことができます。『オクスフォード英語大辞典』は識別力を「適切に判断する能力」と定義しています。識別力は，叡智と思いやりに満ちた世界観のなかの中核的テーマのひとつです。識別力を鍛えるエクササイズを通して，親も子も，自分の言動や人間関係のなかで，結果を出すことよりも，親切心，感謝，受容といった普遍的なテーマを賢明に優先するようになります。

— 10 —

それは役に立つ？

　子どもにはありとあらゆる習慣があります。身体的なもの（指の関節を鳴らす，髪をひねるなど）もあれば，言葉に関するもの（特定の言葉やフレーズを使うなど），心理的なもの（くよくよする，空想にふける，批評する，分析しすぎるなど）もあります。習慣は自動的に作動します。脳の配線によるものであるため，ある習慣を繰り返すと，それと結びついている脳の回路が強化され，克服するのがどんどん難しくなります。ライフ・スキル「集中する」のセクションで，ニューロンが同時に発火すると連結すること，すなわち，特定の神経ネットワークは，働かせれば働かせるほど変化し，その影響が増大することを，子どもたちは学びました。公園を歩いていて，背丈の高い草の茂った野原まで来たところを想像してください。その中央には，草が踏みしだかれた小道ができています。もっとも速く簡単に反対側へ出るにはどうしたらいいでしょう？もちろん，その小道を通りますよね。つまりそれが，子どもたちのしそうなことなのです。

　野原の形が歩道によって決まるように，脳の形も神経経路によって決まります。どちらのタイプの通り道も繰り返し使用することによって，よりしっかり定着します。神経経路の一部は遺伝的性質を基盤としていますが，子どもの日常体験はもちろんのこと，子どもが言うこと，する

こと，考えることによっても形成されます。子どもやティーンエイジャーがいつもの神経経路を——思考や発言や行動を通じて——通れば通るほど，脳の活動が自動的にそれらの経路をたどる可能性は高まります。このようにして，特定の考え方や話し方，行動の取り方が習慣になるのです。習慣が強化されればされるほど，それと結びついている神経経路が強化され，その習慣を断つのに，より強力な努力とより固い決心が必要になります。

　以下はその一例です。毎朝，起き抜けにソーシャル・メディアをチェックしていると，ソーシャル・メディアのチェックはすぐにその子どもの当たり前の，起床に対する自動応答になります。もし，「まあね，毎朝こんなことしてちゃいけないんだろうけど」などと言ったとしても，その問題意識はチェックしたい衝動を抑えられるほど強くはないでしょう。動機だけでは充分ではありません。習慣を断つには，動機に加えて，反復行動が必要です。

　人間のさまざまな資質をひとまとまりにした「性格特性」と呼ばれるものについて言えば，行動はその発達を推し進める手段であり，気づきは出発点です。子どもやティーンエイジャーはまず，体現したいと思う資質を特定し，次に，自分の動機と一致する行動を繰り返すことでそうした資質を発達させていきます。けれども，ここが，習慣づけや習慣断ちの油断ならないところです。子どもの習慣には，自分で習慣だとわかっているものとわかっていないものがあります。肯定的な資質を体現したいと思っているとしても，否定的な習慣に気づいていない場合は，知らず知らずそれらを強化する可能性もあります。子ども自身に自覚のない習慣を変えることをさらに難しくしているのは，そうした習慣を強化する行動が簡単に発生するということです。その方向に導く神経経路がしっかり確立されているからです。そのせいで，子どもやティーンエイジャーは，その道を相当行ってからでないと，自分が間違った方向に向かっていることに気づかないのかもしれません。けれど，それでも大丈夫です。まず，子どもたちの目標は，とにかく自分の習慣と動機に気づくように

なることです。

　マインドフルな注意は，習慣に気づくようになるための手ごろなツールであり，その働き方は，実用ソフトウェアのプログラムがコンピュータの不具合を見つけるときの動作に似ています。脳は，子どもの内的世界や外的世界に関する情報が自動的に保存されるコンピュータのハード・ドライブだと考えましょう。ハード・ドライブ上の不必要なデータは，コンピュータの動きを遅くする不具合の原因になることがあります。実用プログラムは，定期的に不具合を探し，それらを修理することによって，この問題をケアしています。子どもたちも，まさにソフトウェアのプログラムが不具合を探すように，マインドフルな注意に指示を出して，心身の習慣を探すことができます。ただ，ソフトウェアと違って，マインドフルな注意は賢明な習慣と不具合を区別できませんし，悪い習慣を自力で断つこともできません。

　子どもが賢明な習慣を身につけたり，賢明でない習慣を断ったりするためには，識別力が必要です。この文脈で**識別力**という言葉が意味することを理解するには，カルマについて少し理解しておくと役立ちます。カルマとは，仏教とヒンドゥ教にルーツをもつサンスクリットの言葉で，「因果」という意味です。大衆文化では，**カルマ（業）**という言葉はしばしば，「前もって定められた」という意味で誤用されていますが，より正確な定義は，「行動には結果が伴う」ということです。行動には，子どもたちが行ない，話し，考えることも含まれます。あらゆる行動には，たとえ小さな行動であっても，必ず副次的な影響が発生します。子どもたちは，自分の動機だけでなく因果も併せて熟考することによって，ある行動が賢明かどうかを識別します。識別力と動機と因果は，本書で探求しているテーマ——叡智と思いやりに満ちた世界観によって紡がれるテーマ——に含まれています。

　次のゲームは一連の質問をして，なんらかの習慣，油断ならない状況への対応，はっきり言うと，自分の言動すべてが賢明かどうかを，子どもやティーンエイジャーが識別できるようにします。家族を対象にこれ

それは役に立つ？

をするときは，**賢明**という言葉の代わりに**役に立つ**という言葉を使います。「役に立つ」の定義ははっきりしていますし，低年齢であっても，たいていの子どもはこの言葉を知っているからです。わたしがこの言葉に出会ったのは，カリフォルニア大学ロサンゼルス校の幼児ケア・センターで当時センター長だったゲイ・マクドナルドが，運動場でふざけていた4歳の子どもに，「あなたのしていることは，役に立つこと？」と訊ねているのを耳にしたときです。この短い出会いはまるで，低年齢の子どもに識別力を教えるためのマスター・クラスのようでした。**役に立つ**という言葉はニュートラルであり，感情的負荷もないため，年長の子どもやティーンエイジャー，親にマインドフルネスについて話すとき，まさに役に立ちます。わたしはゲーム「**それは役に立つ？**」のなかで一連の質問をする際，子どもたちが何かをしようとしたり言おうとしたりするたびに，立ち止まってよく考え，質問をざっとおさらいするようになどと提案しているのではありません。複雑な状況にはまり，適切に対応するには何かしら考える必要があるときにだけ，そうしたらいいのではないかと思っています。

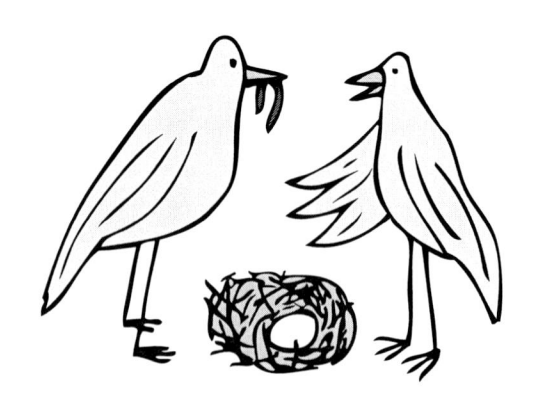

ケアする

それは役に立つ？

これからしようとしていることや言おうとしていることが，思いやりのある親切なことかどうか自信がないとき，一連の質問を自分に投げかけます。

ライフ・スキル リフレーミングする，ケアする，つながる
対象年齢 全年齢層

話し合いの進め方
1. どのように対応したらいいのか決められなかったというような，複雑な状況の例を挙げることはできますか？
   子どもたちがいろいろな例を挙げたら，そのなかのひとつを選びます。
2. この状況では，何をしたり，何を言ったりするのが一番いいと思いますか？
   子どもたちがいろいろなアイディアを出したら，そのなかのひとつを選びます。
3. この対応が賢い選択かどうかをチェックするために，3つ質問をしましょう。「それはわたしの役に立つ？　それはほかの人たちの役に立つ？　それはこの地球の役に立つ？」の3つです。

子どもやティーンエイジャーには，その対応が他者の役に立つことかを考える前に，自分自身と連絡を取り，自分の役に立つことかどうかを見るように言いますが，これは，友だちの利益や社会の利益よりも自分自身の利益を優先させるようにというメッセージを暗に送っているのではありません。まずは自分自身と連絡を取るよう励ますのは，自己に対する気づき（セルフ・アウェアネス）が育っていない子どもの場合，他者や他者の体験を明確に理解することが，不可能とは言わないまでも，なかなか難しいからです。伝統的な瞑想訓練でABC——注意（attention）とバランス（balance）と思いやり（compassion）——がどのようなプロセスで指導されるかについて，子ど

もたちはすでにしっかり考えてきましたし，なぜ瞑想は，他者や周囲の世界に対する気づきを発達させる前に，まず自己に対する気づきを育てるのかも学んできています。ゲーム「優しい祈り」では，他者に送る前に自分自身に優しい祈りを送ったとき，類似の内的プロセスを見てもいます。「それは役に立つ？」の質問における内的プロセスは，マインドフルネスがズームインから始まり，まずある行動が自分にどういう影響を与えるのかを考えられるようにし，そののちに，ズームアウトして，その行動が他者や地球にどういう影響を与えるのかを考えられるようにしていることを示すもうひとつの好例です。

　ある対応が役に立つかどうかは必ずしも明確ではありません。それに加えて，実際問題として，子どもやティーンエイジャーが両立しえない同等に重要な優先事項からひとつを選択しなくてはならないという状況も多々あります。このようなとき，ダライ・ラマは『ダライ・ラマ 宗教を越えて』のなかで以下のように助言しています。「倫理の問題は白黒をつけられないことがよくあります。人間の幸せに対する関心がたしかに動機になっていることをチェックしたあとは，わたしたちに開かれたさまざまな道の良し悪しを比較検討しなくてはなりません。それ以降は，もって生まれた責任感の導きに任せましょう。これが，本来，叡智の意味するところです」

　「それはわたしの役に立つ？　ほかの人たちの役に立つ？　地球の役に立つ？」という質問に対する子どもたちの答えがしばしば対立するのは驚くことではありません。意見の相違があったときは，ゲーム「ピンキー・ポインティング」を再び行なう良い機会となります。「ピンキー・ポインティング」は，子どもの集団がひとつの質問に対していっせいに手ぶりで返答するゲームで，人の意見は異なっているということを，楽しく印象的に示してくれます。

　このゲームにはもうひとつ利点があります。子どもをひとり指名して，みんなの前で誘導的にもなりうる質問に答えさせると，うっかりその子どもを窮地に立たせることもありえますが，「ピンキー・ポインティン

グ」にはそれがないということです。子どもたちの意見が対立したときには，わたしは4つ目の質問を投げかけます。「この状況で一番重要なことは何でしょう？」

　行動の自制もまた，叡智と思いやりに満ちた世界観を支えるテーマのひとつです。これはマインドフルネスと瞑想によって強化される内的な資質です。ダライ・ラマは『ダライ・ラマ 宗教を越えて』のなかで，自制の定義を，「実際に他者を傷つける行為，あるいは，他者を傷つける可能性がある行為を，心して慎むこと」としていますが，子どもは自制することで，動揺したとき，興奮しすぎたとき，言動をうまく管理できないときに，心を鎮める機会をもつことができます。ベッキー・ベイリー博士は "Conscious Discipline" のなかで，落ち着きと「行動の自制」を同等とみなし，「落ち着きは自分で選択できるものであり，外界がどれだけ熱狂しているふうでも関係ない」と指摘しています。子どもやティーンエイジャーが行動を自制する力を鍛えられるかどうかは，少なくとも一部は，年齢と成熟段階によって決まります。一般的に，子どもの年齢が低ければ低いほど，何かを抑えたり待ったりすること——ほしいものをもらう順番や発言の機会を待つなど——が難しくなり，成熟が進んだ子どものほうが，それだけ自制も楽にできるようになります。また，年齢とは無関係に，子どもの興奮やイライラが激しくなればなるほど，反応を抑えるのは難しくなります。発言や行動の前に思考する子どもの能力は，疲れていたりストレスを受けていたりするときにも損なわれます。大人にも同じことが言えます。

　わたしの体験で言いますと，行動の自制を発達させるのは，瞑想とマインドフルネスのもつ革新的な一面であり，特に低年齢の子どもにそれが顕著です。そして，これは案外初期の段階で起こりえます。4歳くらいの子どもでも，何か新しいことを始めるとき，立ち止まって自分の呼吸を感じると，集中力も落ち着きも高まることを，すぐに学び取ります。

立ち止まって自分の呼吸を感じる

もっと落ち着いて，もっと集中したいと思ったら，立ち止まって自分の呼吸を感じましょう。このことを，歌を歌って学びます。

ライフ・スキル 集中する，鎮める　　対象年齢 低年齢の子ども

ゲームの進め方

1. 語りかけのポイント 興奮しているとき，どんな感じになりますか？　興奮しているとき，声や体をコントロールするのが難しくなりますよね？　わたしはときどき，興奮しすぎだなと思ったり，自分の声や体をコントロールするのに助けが必要になったりしたら，立ち止まって自分の呼吸を感じます。

2. 「立ち止まって自分の呼吸を感じる」という歌を，これからわたしが歌います。歌詞はこんな感じです。

> 立ち止まって（ストップの合図のように，両手のひらを前に突き出す）
> 自分の呼吸を感じる（両手をおなかに置く）
> もう落ち着いた，さあ……（食べよう，読もう，学ぼう，など）

この歌のオーディオファイルを以下に挙げておきます。
http://www.susankaisergreenland.com/songs

3. では，一緒に歌いましょう。

4. 語りかけのポイント 立ち止まって自分の呼吸を感じると，どんな気持ちになりますか？　毎日の暮らしのなかで，これはどんなふうに役に立つでしょう？

ヒント

1. 歌の末尾に入れる歌詞は，次に子どもたちがしようとしていることによって決まります。たとえば，これから本を読もうとしているなら，最後は，「もう落ち着いた，さあ，本読もう」などとなります。

ゲーム「立ち止まって自分の呼吸を感じる」は，子どもたちが行動の自制を練習できる楽しい方法です。わたしは，マインドフルな注意の促し（プロンプト）も使うよう子どもたちに勧めています。

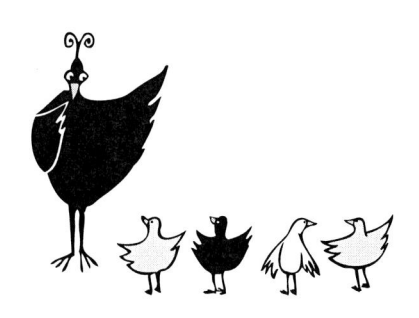

マインドフルな注意の促し（プロンプト）

非言語的に注意を促して，気持ちを落ち着け，集中できるようにします。

|ライフ・スキル| 集中する，見る
|対象年齢| 低年齢の子ども，年長の子ども

|注意の促し（プロンプト）の例|

1. 静かにさせる合図
　もし子どもが不適切なときにおしゃべりをしていたら，それをやめるように言うのではなく，非言語的な方法を使ってみてください。たとえば，目を合わせる，微笑む，唇に指を添える，手を耳にもっていく，注意を集中させるべき方向を指差す，など。

2. 手を挙げる
　手を挙げることによって，あなたを見ることのできる子どもたち全員が同じことをするのだとわかるようにしましょう。手が上に挙がっているときは，話すのをやめて，目と耳をあなたに集中させてください，

それは役に立つ？

という意味です。手を挙げる合図の変形としては，非言語的な動作を使って返事をするよう，子どもたちに言葉で指示するという方法もあります。子どもの集団にマインドフルネスを教えていて，あなたを見られない子どもも一部いる場合には，手を挙げながら，「わたしの声が聞こえたら，手を挙げてください」と言いましょう。

3. パンパンと手を叩き，それを繰り返してもらう

あなたが連続してパンパンと手を叩いたら，子どもたちはそのときしていることをやめ，同じようにパンパンと手を叩き返します。子どもたちはすぐ，連続して手を叩くのは，耳を澄ませてよく注意するようにという非言語的な合図であることがわかるようになります。この方法には，注意力を鍛えるという利点もあります。

4. スローモーション

動作のスピードを意図的に落とし，自分の動きに対する意識を高めることによって，子どもたちにも同じことをするよう合図を送ります。スローモーションを使うと，子どもたちは自分の内面や周囲で起きていることに気づくようになり，同時に注意と自制を発達させられるようになります。「ナマケモノのようにゆっくり動きましょう」という言葉かけは，エリック・カールの絵本『ゆっくりがいっぱい』をよく知っている子どもたちにとって，わざとゆっくり動くよう促す楽しい合図になります。

5. ジッパーを閉じる

子どもたちがゲーム「ジッパーを閉じる」に慣れたら，これをマインドフルなプロンプトとして使うことができます。一方の手をおへその前に，もう一方の手を腰に置くことによって，非言語的にゲーム「ジッパーを閉じる」をする合図を出します。子どもたちがあなたをまねるまで待ってください。みんながその動作をまねたら，次に，両手を背骨と胸に沿って上向きに動かしていき，あごと頭を通り越して頭上まで上げます。それを子どもたちにまねてもらいます。全員が両手を頭上に上げたら，声を出さずに喜びを込めて万歳をします。

6. 風船になる腕

ゲーム「風船になる腕」も，マインドフルに注意を促す方法として活用できます。両手のひらを頭頂に置き，左右の手の指先同士を触れ合わせて，非言語的に，ゲーム「風船になる腕」をする合図を出します。子どもたちもあなたのまねをして，頭に手を置きます。全員の準備ができたら，腕をもち上げて（指先は触れ合わせたまま）風船がふくらむ様子を表現し，腕を下げて風船がしぼむ様子を表現します。

マインドフルな注意の促し（プロンプト）は，上の空で無意識的にしている行動を中断し，子どもが立ち止まって，その瞬間にどう感じているかに注目する時間を創り出します。すでに紹介したプロンプトは子ども向けのものですが，思春期直前の10歳から12歳の子どもやティーンエイジャー，親に適したプロンプトも至るところに潜んでいます。いくつか例を挙げましょう。

- 電話が鳴ったり，マナーモードで振動したりしたとき，体に緊張が生じていないかチェックしましょう。もし生じていれば，その周辺の筋肉の力を抜きます。
- 無意識的にソーシャル・メディアをチェックしたくなる衝動を抑え，代わりに，その瞬間の体験（室内の音，呼吸の感覚，水平線，そばにある植物の葉や花，心に浮かぶ安らかなイメージなど）に注意を向けます。
- スナックを食べる前に，そのスナックがあなたの手元に来るまでのプロセスの一部を担った数多くの人々のことを考えます。心のなかででも，声に出してでもかまいません，その人たちに感謝しましょう。
- 列に並んで待っている間，自分と一緒に待っているほかの人たちに優しい祈りを送りましょう。

年長の子どもやティーンエイジャーは自分の習慣を理解するようにな

それは役に立つ？

るにつれて，楽しい体験，不快な体験，そのどちらでもない体験に対して，自分が無意識に反射的な反応をしているときがわかるようになってきます。次のゲームでは，年長の子どもやティーンエイジャーがこれら3種の生活体験に注目して，それらに反射的に反応するのを控えることを学びます。準備としては，氷の欠片を1個か2個入れたコップを各人に配り，ペーパータオルを用意しておきます。

氷を溶かす

氷の欠片を手にもって溶かし，感じることと反応することの違いに気づけるようにします。

`ライフ・スキル` 集中する，見る
`対象年齢` 年長の子ども，ティーンエイジャー

`ゲームの進め方`

1. `語りかけのポイント` 氷をつまむ前に，今どんな気持ちになっているかに注目してください。どんなことを考えていますか？　体にはどんな感じが生じていますか？
2. では，これから氷の欠片をつまみ上げ，溶けるまでもっています。氷をもっているのは不快かもしれませんが，安全ですし，怪我をすることはありません。ペーパータオルを広げた上で，氷をもちつづけましょう。そうすれば，床を濡らすことはありません。
3. 氷が不快に感じられたら，2，3回深呼吸をして，手と腕の力を抜きます。氷をもっているのに耐えられなくなっても，心配は要りません。少しの間，下に置いておき，またつまみ上げて，続けてみてください。
4. 話はしないで，氷が溶けていくとき手のなかでどんな感じになるかに注目しましょう。その感じが好きですか？　好きではありませんか？　それを落としたいと思いますか？
   30秒から60秒ほど待ってから，次のステップに進みます。

ケアする

5. 今，手がどんな感じになっているかに注目します。手の感じは変化していますか？ あなたが考えていることはどうですか？
氷をぎゅっと握ったり，手の別の部分に動かしたり，反対の手に移したりして，変化を加えるごとに何が起きるかに注目するよう，子どもたちに指示します。

6. 語りかけのポイント 氷をもっている時間が長くなると，手の感じがどう変わるか，話してください。氷を落としたいと思いましたか？ 氷をもっている間に，考えや感情がどう変化したかを話してください。

　次に，子どもたちはカラフルな「アウェアネス・メーター」を使い，楽しい体験，不快な体験，そのどちらでもない体験に自分がどう反応するのかを調べます。子どもは概して，楽しい体験に惹きつけられ，それをしっかりつかまえておきたいと思います。不快な体験からは逃れたいと思い，そのどちらでもない体験では，しばしば退屈して落ち着かなくなります。楽しい体験，不快な体験，そのどちらでもない体験に対するこうした反応は一人ひとり異なっていますが，どの子どもも同じ影響を被ります。楽しい体験を追いかけているにせよ，不快な体験や退屈な体験を逃れようとしているにせよ，今この瞬間に起きていることを見逃してしまうのです。

　と言っても，子どもはこのことでがっかりする必要はありません。ペマ・チョドロンは "*Awakening Loving-Kindness*" のなかで，「瞑想で得られる主要な発見のひとつは，わたしたちが今という瞬間からどれだけ逃げつづけているか，あるがままの状態でここにいることをどれだけ避けているかがわかることです。これは問題だとは考えられていません。重要なのは，そのことがわかることです」と説明しています。

　気づきは瞑想の核心かもしれませんが，思考や行動の習慣的パターンを変えるだけでは充分ではありません。でも，気づきがあれば，習慣に対する見方を変えることによって，役に立たない習慣を変えて役に立つ習慣をつけるために必要なワークをしようという気持ちになることがで

きます。次の2つのゲームは，アウェアネス・メーターと呼ばれる視覚教材を使って，この重要ポイントを子どもたちに明示します。

　第3章で子どもたちが学んだゲーム「**ピンキー・ポインティング**」と同じく，アウェアネス・メーターを使うと，複数の人がひとつの質問に同時に答えることができます。アウェアネス・メーターは意図的にニュートラルなデザインになっていて，子どもたちが余計な判断を加えることなく，自分の考えや感情，感覚に気づくのを助けます。次のゲームをするには，本書巻末にあるアウェアネス・メーターが2つ必要です。ひとつはあなた用，もうひとつはあなたの子ども用です。子どもは，自分の好みに合わせて，三角部分をマーカーやクレヨンで色づけしてもいいでしょう。

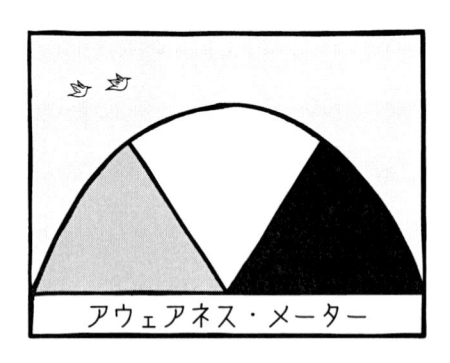

ケアする

アウェアネス・メーター

アウェアネス・メーターを使って，自分が今感じていることに気づき，それを他者に伝えられるようにします。

ライフ・スキル 集中する，見る　　対象年齢 全年齢層

ゲームの進め方

1. わたしが今から質問をしますから，2人同時に，アウェアネス・メーターの色を指差して質問に答えましょう。

一方のメーターは手元に置き，もう一方を子どもに渡します。

2. もし今この部屋のなかで起きていることに注意を払っているなら明るい色を，もし何かほかのこと，どこかほかの場所のことを考えているなら暗い色を，わたしが「1，2，3，はい！」と言ったら指差します。指は，選んだ色の上に置いたままにしましょう。そうすれば，あなたはわたしの答えが見られるし，わたしもあなたの答えが見られます。いいですか，このゲームのポイントは，今この瞬間に自分の心や体のなかで何が起きているかに気づくことです。正しい答えも，間違った答えもありません。では，行きますよ。1，2，3，はい！

あなたもメーターにある色をひとつ選んで指差し，子どもも同じようにします。

3. 面白いですね。では次の質問です。さっき，何に注意を払っていたかを訊かれたとき，あなたは過去のことを考えていましたか？　現在のことを考えていましたか？　未来のことを考えていましたか？　過去のことなら暗い色の三角を，未来のことなら明るい色の三角を，現在のことならまんなかの三角を指してください。では，1，2，3，はい！

4. 選んだ色に指を置いたままにするのを忘れないでください。そうすれば，あなたの答えがわたしにわかるからです。

語りかけのポイント　どのくらい頻繁に上の空になりますか？　ぼーっとしているのが助けにならない場合の例を挙げることができますか？ぼーっとしているのが助けになる場合の例を挙げることができますか？

それは役に立つ？

上の空でいるのは，役に立つのでしょうか？　役に立たないのでしょうか？　それとも状況次第でしょうか？

ヒント
1. アウェアネス・メーターがないときは，質問に対する答えを「ピンキー・ポインティング」を使って示してもらうといいでしょう。ティーンエイジャーの場合は，小指（ピンキー）ではなく，親指を上に向けたり，下に向けたり，左右に向けたりして答えるほうが受け入れてもらえるかもしれません。
2. 「ピンキー・ポインティング」のヒント欄には，アウェアネス・メーターを使って応答できる質問の例がもっと挙げてあります。

　「アウェアネス・メーター」と「ピンキー・ポインティング」は，難しい状況でベストな応答をするにはどうしたらいいのかについて，話し合いを進めるときに役立つツールです。誘導的になりうるこうした会話の下準備をするには，次のゲームにあるような，感情的にならない体験に対する一般的な自動応答を調べることから始めましょう。次のゲームでは，子どもたちがさまざまな音にどう反応するかに注目します。ゲームの準備としては，楽器を何種類か集め，子どもたちから見えないところに置いておきます。

ケアする

「今聞こえたのは何？」に
アウェアネス・メーターで答える

聞こえてくる音に耳を傾け，その音によってどういう気持ちになるかに注目します。

ライフ・スキル 集中する，見る　　対象年齢 全年齢層

ゲームの進め方

1. 背筋をまっすぐ伸ばして座り，体の力を抜いて，両手をそっと膝に置きます。目を閉じたほうが落ち着くなら，閉じましょう。今している呼吸がどんな感じかに注目します。

2. これから，異なる楽器を使って何種類かの音を出します。それを聞こうとして余計な努力をする必要はありません。ただリラックスして聴きましょう。

楽器や面白そうな材料を使ってさまざまな音を出します。たとえば，シェーカーを振る，弦楽器を弾く，石を打ち合わせる，硬貨を振るなど。

3. よく聴いて，その音を出しているものを当てられるか，やってみます。とにかくリラックスして，どんな音が出てくるのか，ちょっとしたサプライズを待っているつもりで待ちましょう。聴いたものを憶えておくようにしてください。答えは，最後に聞くことにします。

約1分間，いろいろな音を出しつづけます。

4. 語りかけのポイント　いろいろ音がありましたが，何から出ている音か，いくつか推測できましたか？　聞いた音に驚きましたか？　目を閉じていろいろな音を聞くのは，どんな感じでしたか？

ここで子どもたちに，アウェアネス・メーターをひとつずつ渡し，自分用にもひとつ取っておきます。

5. これから，もう一度いろいろな音を出します。今度は，いろいろな音について自分がどう感じているかに注目しましょう。もし楽しい音だと感じたら暗い色の三角を，不快な音だと感じたら明るい色の三角を，楽しくもなく不快でもなかったらまんなかの三角を指してください。

それは役に立つ？

指は選んだ色の上に置いたままにして，一人ひとりがどう感じている
かをみんながわかるようにしましょう。

前回と同じ楽器や材料を使って音を出します。音と音との間は充分に
開けて，子どもが自分のアウェアネス・メーターの三角を指して反応
できるようにしましょう。

6. 語りかけのポイント 楽しい音がもっと続くといいなと思いましたか？　不
快な音は止まってほしいと思いましたか？　あなたの体は音に反応しま
したか？　あなたの体はどの音に対しても同じように反応しましたか？

　「マインドフルな注意の促し」，「氷を溶かす」，「アウェアネス・メー
ター」，「今聞こえたのは何？」，「ピンキー・ポインティング」は，ライ
フ・スキルの集中すると見るを強化するゲームです。これらのライフ・
スキルが強化されるにつれて，子どもたちは，興奮しすぎたときや動揺
したときに自分で心を落ち着かせられることを確信しはじめます。その
結果，新しいことや新しい考えを試したり，創造的になったりすること
に自信をもつ傾向が強まります。

ケアする

注意の
フラッドライト

　わたしはマインドフルな呼吸について述べた第6章で，強い感情に圧倒されて瞑想をやめてしまった母親のことを書きました。物思いや空想にふけるからという理由で瞑想をやめた父親のことも書きました。この母親や父親，それから瞑想を学んでいたころのわたしもそうでしたが，多くの子どもたちが，もし自分の頭のなかで跳ね回っている考えや感情をなんとかしようとするのをあきらめてしまったら，自分はぼろぼろになってしまうのではないかと恐れています。そのために，自分の考えや信念，感情を追いかけて過剰に分析し，それらを避け，それらと自分を過度に同一視します。わたしたちは皆，最初は自分がそうしていることを認めることができませんでした。実際，頭のなかのこうした活動は問題ではありませんでした。問題になったのは，それに対する反応の仕方でした。

　ヨンゲイ・ミンゲール・リンポチェは *Turning Confusion into Clarity* のなかで，父親が自分に瞑想を教えたとき，悪い羊飼いと良い羊飼いの行動を比較して説明したと書いています。瞑想の師僧だった父親は探求心に満ちた若い息子に，「悪い羊飼いは了見が狭いんだ。そんな羊飼いは，左側にふらふら出ていった羊を追いかけて，右に行った羊を見失うかもしれない。そして，結局，自分のしっぽを追いかける犬のように，

同じところをぐるぐる走ることになる」と言い，さらに，「瞑想するときには，自分の考えや感情をいっさいコントロールしようとしてはいけない。良い羊飼いのように，ただありのままにして，注意と気配りを怠らないでいるだけでいいんだ」と続けました。

　子どもたちは前章で，ゲーム「氷を溶かす」や，アウェアネス・メーターを使ういろいろなゲームを行なうことによって，楽しい考えを追い求め，不快な考えを避けるという人間の生来の傾向が，完全に理にかなっていることを学びました。また，自分が何をしているかに気づかないでいると，自分の考えや感情を追いかけて立往生したり，それらから逃げ出そうとしたりする可能性があることも学びました。これは，気づき<ruby>（アウェアネス）</ruby>がとても重要である理由のひとつです。自分の行き詰まりに気づけば，子どもは一歩下がって，自分を追い込んでいるものについてじっくり考える機会を得られます。第4章に出てきた，バナナを手放そうとしなかったサルの話を憶えていますか？　バナナを放っておきさえすれば，サルは狩人の罠から逃れられたはずです。それと同じように，年長の子どもやティーンエイジャーは，リラックスして自分の考えを手放しさえすれば，自分を捕まえている心理的な罠から逃れることができます。

　「フィンガー・トラップ」は，チャイニーズ／メキシカン・フィンガー・パズル／ハンドカフスと呼ばれるおもちゃで，編んで作った筒の両端から指を入れると抜けなくなるというものですが，これは，自由になる方法について，見ても体験してもよくわかる格好のメタファーです。フィンガー・トラップは，子ども用に各自ひとつずつ，自分用にもひとつ用意してください。

フィンガー・トラップ

フィンガー・トラップに指を入れて引っ張ると，指が抜けなくなりますが，力を抜いて，引っ張るのをやめると，指が自由になります。

ライフ・スキル 集中する，見る

対象年齢 年長の子ども，ティーンエイジャー

ゲームの進め方
1. 筒の両端に小指を入れましょう。
2. では，こんなふうに，左右の指を互いから遠ざけるように引っ張り，トラップ〔罠〕から指を抜こうとしてください。
   筒が狭まり，指は，罠にはまったように抜けなくなります。
3. 今度は引っ張るのをやめ，体の力を抜いて深呼吸しましょう。そして，左右の指を元のように近づけてください。
   筒は，張りが緩んで広がり，子どもたちは指をトラップから抜くことができるようになります。
4. 語りかけのポイント どのようにしたら，うまく指をトラップから抜くことができますか？　指がトラップにはまってしまうのと，考えや感情やストレスに囚われてしまうのとでは，どこがどう似ていますか？

　本章で紹介するゲームは，「注意のフラッドライト」の助けを借りて，年長の子どもが自分の心を理解できるようにするものです〔フラッドライトは「投光照明」のこと〕。注意のフラッドライトは，広い範囲で変化していく体験を照らし出す受容的な広角の光線です。フラッドライトを使うゲームはアウェアネス・ゲームと呼ばれています。子どもたちはアウェアネス・ゲームのなかで，自分の内的世界や周囲の世界に出現するもの（思考，感情，感覚，音，気温）に気づき，それらに反応しないでいることによって，黙想的自制——本書で探っているテーマのひとつ——の練習をします。チョギャム・トゥルンパ・リンポチェは "*Mindfulness in*

Action" のなかで，黙想的自制の恩恵について以下のように述べています。「この方法では，思考プロセスを完全に断つのではなく，それを緩めます。思考は透明になって緩み，その結果，心のなかを通り抜けたり，心のなかで漂いつづけたりしやすくなります。思考はしばしば，とても重くて粘り気があり，まとわりついて，注意を向けるようわたしたちに要求してきます。けれども，この方法を使うと，思考プロセスは緊張が解けて流動的になり，基本的に透明になります。わたしたちはこのようにして，思考を完全に排除した状態に達するのではなく，思考プロセス**につながる**ようになるのです」

　低年齢の子どもは発達段階から言って，自分の考えや感情や感覚に反応しないでいる準備はまだできていません。アウェアネス・ゲームを進めるとき，親はこの点を忘れないことが重要です。ペンシルベニア州立大学の「ザ・プリヴェンション・リサーチ・センター・フォア・ザ・プロモーション・オヴ・ヒューマン・ヘルス」の創設者でありセンター長であるマーク・グリーンに，メタ認知のスキルが発達する年齢を訊ねたところ，子どもにもよるが，小学4年になる前に発達することはなさそうだという回答がありました。ただ，アウェアネス・ゲームは，手を加えれば，低年齢の子どもにふさわしいアンカー・ゲームに簡単になりますので，わたしはそのような方法も提案しています。

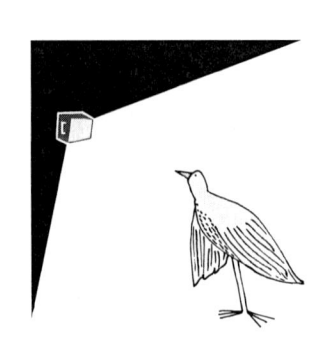

気を散らすものと子どもとの関係性は，注意のフラッドライトを使うアウェアネス・ゲームをしている最中と，注意のスポットライトを使うアンカー・ゲームをしている最中とでは異なります。このことを，親が心に留めておくのは重要です。アンカー・ゲームでは，子どもの注意をアンカーから引き離すものはなんであれ，気を散らす材料だと言えます。アウェアネス・ゲームでは，何事も気を散らす材料にはなりません。年長の子どもやティーンエイジャーは，心のなかの活動の追跡や過度の分析，回避，心のなかの活動との過度の同一視をやめると，これまでとは違う形で，その活動とつながることができるようになります。その結果，厄介な信念や思考や感情の握力は緩みはじめます。そうなると子どもは，自分の内面や周囲で起きていることを，それまでより明晰に，より落ち着いて見ることができるようになります。わたしは「頭がクラクラする感じ」を具体的に説明するために，首振り人形を使います。

首振り人形

首振り人形を揺さぶることによって，思考や感情に反応せず，それらを放っておく方法を理解できるようにします。

ライフ・スキル 鎮める　　対象年齢 年長の子ども，ティーンエイジャー

実演の仕方
1. わたしはときどき，自分が首振り人形になったような気がします。興奮したり，動揺したり，怒ったりしているとき，わたしの心は頭のなかをものすごいスピードで駆けめぐりはじめ，こんな感じになります。**首振り人形を揺さぶり，実演中，ずっとそれを継続します。**
2. あなたは自分が首振り人形になったような気持ちになったことがありますか？

子どもたちが例を挙げなかったら，自分自身の例を2つ，3つ出しましょう。たとえば，「渋滞にはまり，授業に遅刻するのではないかと心配になったときや，ついさっきまで読んでいた本を家中探したのに，見つからなかったとき」など。

3. 首振り人形の気分になると，注意が散漫になります。頭のなかを駆けめぐっている思考や感情や信念がわたしたちの注意を必要としているような気がするからです。でも，それらすべてに注意を向けようとすれば，あっという間に迷子になり，明晰な思考をするのが難しくなります。

もう一度，首振り人形を揺さぶります。

4. では，わたしたちはどうしたらいいのでしょう？

5. **語りかけのポイント** 心に浮かんだ思考を取り除こうとすべきでしょうか？ どうやって？ 何もしなかったらどうなるでしょう？ 心のなかの思考を放っておき，それに反応しなかったら，どうなるでしょう？

首振り人形を固い平面に置きましょう。首の動きはゆっくりとなり，いずれ静止します。

6. わたしたちの考えや感情は完全に消えることはありませんし，自分でも，そうなってほしいと思っているわけではありません。ただ，それらは放っておけば，やがて鎮まり，わたしたちは再び明晰に思考できるようになります。

7. **語りかけのポイント** 心に浮かんだことをまたぐちぐちと考えはじめたら，どうなるでしょう？

首振り人形を揺さぶります。

8. 困難な状況に陥った際，いったん心を鎮めることができたあとでも，また心が騒がしくなるのは理解できます。そうなった場合，もしリラックスした状態で，そのとき起きていることに気づいても反応しないでいれば，心は自然に鎮まっていくものです。

ケアする

自分の考えや感情や信念とのつながり方を変えるには，まず自分のそれらをよく知らなくてはなりません。そして，それには集中力（注意のスポットライト）が必要です。だからこそ，まず集中力を発達させる視覚化とアンカー・ゲームを教えてから，注意のフラッドライトを発達させる本章のアウェアネス・ゲームを教えるのです。憶えておいていただきたいのは，スポットライトとフラッドライトを別々の注意の払い方だと考えるのは誤解だということです。2つを別個のものとして紹介するのは，たしかに役には立つのですが……。アメリカ人ラマ僧スーリヤ・ダスが作った大学のメタファーを借りれば，アウェアネス・ゲームは，「全景を捉える注意［フラッドライト］を専攻して，集中力［スポットライト］を副専攻するようなもの」です。

　年長の子どもやティーンエイジャーが，リラックスしながら広範囲を捉えられる，フラッドライトに似たこの注意の払い方を練習するのに，ゲーム「星を見つめる」より良いものはありません。準備としては，空を見つめられる気持ちの良い場所を見つけ，椅子を置くかブランケットを用意するかしておきます。低年齢の子どもも空を見つめるのが好きです。以下のゲームの進め方では，このゲームを少し作り変えて，低年齢の子どもにも適したものにする方法を説明しています。

星を見つめる

リラックスして空を見つめ，今この瞬間に起きていることを探ります。

ライフ・スキル 集中する，ケアする　　対象年齢 年長の子ども，ティーンエイジャー（低年齢の子ども向けには変更を加える）

ゲームの進め方
1. 体を楽にして座るか，横になるかして，呼吸をごく自然なリズムに落ち着かせます。

2. 地平線や水平線のほうを見て，視線をそこに軽く留めます。目の力を抜き，特定のものに焦点を絞らないようにしましょう。
3. 見ていて気づいた空の変化や月，星に注目します。
4. 思考や感情が湧き上がってきたら，そのままにしておきます。自分の思考や感情を分析したり，それらについて考えたりしなければ，それらは発生後しばらく留まったのちに，ひとりでに消えていく傾向があります。

   低年齢の子どもにこのゲームをさせるときは，第4ステップを以下のように変えましょう。「もし気が散ったり，ほかのことを考えていたりしていることに気づいても，大丈夫です。2，3回，自分の呼吸をじっと感じてください。それからまた空を見つめましょう」
5. 語りかけのポイント 何が見えましたか？　見えたものに驚きましたか？　空はずっと同じ状態でしたか？　空は変化しましたか？　空を見つめながらどういう気持ちになったか，言えますか？　今はどんなふうに感じていますか？

ヒント

1. このゲームは，最初は短時間で切り上げ，次第に時間を伸ばしていきましょう。
2. 昼間は，ゲーム「雲を見つめる」をやってみましょう。ビーチ・チェアかタオルをもって戸外へ行き，日陰になる場所を見つけてください。風に吹かれている木々の葉や流れる雲，周囲のその他の変化に注目するよう，子どもたちを促します。
3. ゲーム「星を見つめる」と「雲を見つめる」は，子ども（や親）が日々多忙でストレスを感じているとき，休息して自分自身のケアをするのにぴったりの方法です。

ゲーム「**星を見つめる**」は，ぼーっとするためのものではありません。心に湧き上がってきたものがなんであれ，湧き上がったのちに自然に消えていくままにしておくことを，年長の子どもに教えるためのものです。星を見つめながら，心が勝手にさまようのを放っておいても大丈夫です。ただし，当人が自分の頭のなかで起きていることに気づいていればの話です。とは言え，熟練の瞑想者であっても，ぼんやり考え込むことはあります。元に戻るには，年齢に関係なく，視線を地平線または水平線に戻しましょう。

　オープンで受容的なこの瞑想法は強い集中を必要とするため，瞑想初心者の多くは，老いも若きも同じように難しいと感じます。思考と取り組む方法には，もうひとつ，さらに体系的なものがあります。それは，浮かんできた思考に「考え」というラベルを貼る方法で，年長の子どもやティーンエイジャーは次のゲームでこれを行ないます。

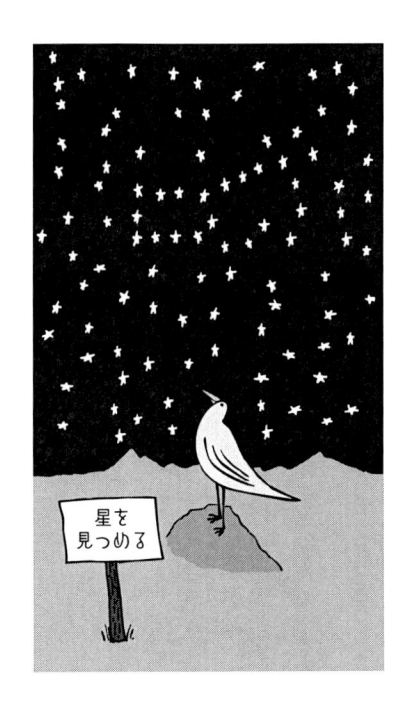

注意のフラッドライト

休みながら注目する

リラックスして呼吸の感覚に注意を払っている最中に，思考や感情で気が散ったら，心のなかで「考え」と言ってラベリングします。

ライフ・スキル 集中する，ケアする
対象年齢 年長の子ども，ティーンエイジャー

ゲームの進め方

1. 背筋をまっすぐにして座り，体の力を抜いて，両手はそっと膝に置きます。目を閉じたほうが落ち着くなら，閉じましょう。
2. ゲーム「マインドフルな呼吸」でやったのと同じように，ここでも呼吸のアンカーを見つけましょう。少し時間を取り，どこで自分の呼吸をもっともよく感じるか——鼻の下か，胸か，おなかか——をチェックします。
3. 息を吐き出すとき，呼気に注意を軽く留め，吐き切るまでずっとそのままでいられるかどうかをチェックします。2，3回，呼吸して，これをやりましょう。
4. 今度は，呼吸にはいっさい特別な注意を向けません。ただ休息します。
5. 思考や感情が湧き上がってきたら，それらについて考えすぎないようにしてください。その次に，思考か感情に気づいたら，心のなかで「考え」と言うだけにして，あとは自分の呼吸の自然なリズムを感じながら休息します。
6. 次に心のなかで「考え」と言うときには，その声の調子に注目しましょう。
   子どもたちが心地よさそうに取り組んでいると思われる間は，この瞑想の手引きを続けます。

ヒント

1. 上記の進め方で「そっと」とか「軽く」という言葉を使っているのは，子どもたちがリラックスして，気楽に自分自身に取り組めるようにするためです。

ケアする

2. 上記の進め方では，呼気に注意を留めて，吐き切るまでずっとそのままでいるよう，子どもたちを促しています。こうすることによって，子どもたちの注意は安定しますし，多くの子どもがこうしているとリラックスして気持ちが落ち着くと言っています。

　ゲーム「**休みながら注目する**」の最後の指示（第6ステップ）では，自分自身に話しかける声の調子に注目することによって，年長の子どもやティーンエイジャーが自己に対する気づきや自分への思いやりを練習できるよう，シンプルでストレートな方法を導入しています。心のなかの妨害者が子どもの耳に侮辱の言葉をささやくと，そのあとに生じるつらい感情は真に迫って感じられ，子どもを打ちのめしてしまう可能性もあります。子どもは，否定的な自己批判は本物だと信じている自分の一部分に思いやりの気持ちをもつ練習をするなかで，それは本物ではないと認める自由があることに気づきます。年長の子どもやティーンエイジャーにとって，自分自身に話しかけるときに使っている声のトーンに注目し，それが自分の力になってくれる友人のトーンなのか，助けにならない妨害者のトーンなのかを考えることは，自分を思いやる練習の機会になります。心のなかで**考え**という言葉を言い，内的な声の調子に注目するというやり方は，ゲーム「**星を見つめる**」をしているときにも，年長の子どもには役立つ可能性があります。

　ゲーム「**休みながら注目する**」と「**星を見つめる**」は，休息とリラクセーションを促進します。休息とリラクセーションはそれだけでもたいへんすばらしいものですが，ほかにもたくさん利点があります。子どもやティーンエイジャーは，リラックスできていて，休息が取れていると，自分の内面や周囲で起きていることをすっきりした頭で，ゆったり構えて調べることができます。彼らが最初に気づくことのひとつは，万物は変化するということです。空を見つめていると，光の質や色が変化するのを観察することでしょう。休みながら注目していると，自分の呼吸が

遅くなり，深まっていくのを感じることでしょう。マインドフルな状態で耳を澄ましていると，さまざまな音が生まれては消えていくのを聞くことでしょう。瞑想していると，さまざまな思考や感情が生まれては消えていくのを見守ることでしょう。こうした観察は，どのように万物が常に流転しているのかについて，子どもと話し合う好機になります。このように考えると，万物は変化するというテーマは慰めになり，人生が不公平に感じられるときには特に，安心材料にもなりえます。明日になれば，事態は変わっているでしょうし，今，子どもたちがどんな不運な目に遭っていても，それはいずれ変化するでしょう。

V

つながる

す ばらしい秋のある日，畑仕事をしていたライオンが，羽根の折れた小鳥を見つけました。上空には鳥の群れが飛んでいます。ライオンは小鳥の折れた羽根に包帯を巻いてあげました。めったにない組み合わせの1頭と1羽は，小鳥の仲間が南へ渡っていくのを見つめています。小鳥は置き去りにされてしまったのです。その冬，小鳥とライオンは，ライオンの居心地の良い家で，本を読んだり，一緒に食事をしたりして，毎日楽しく暮らしました。やがて春になると，小鳥の仲間の群れが戻ってきました。小鳥は身振りで，自分が行かなくてはならないことをライオンに伝えます。ライオンは，「わかってる」と答えます。

絵本のページをめくると，胸がつぶれるような絵が飛び込んできます。マインドフルネスの第一の洞察を伝える絵です。ひとりでとぼとぼと家に戻っていくライオンの哀しげな姿の下には，「人生には，こんなときだってあるさ」とあります。ライオンは畑の手入れをし，本を読み，またひとりで暮らすことにも慣れてきました。やがて，秋がめぐってくると，なんと，あの小鳥が戻ってきました。ライオンは大喜びです。1頭と1羽はまた一緒に仲良く冬を越しました。マリアンヌ・ドゥビュックの絵本 *The Lion and the Bird* は，思いやりの行動例を見事に描いています。

思いやりは，名詞よりも動詞を優先し，その価値判断の対象となるのは，心のもちようではなく行動です。本書第IV部までのゲームの大半は内省的な思考を練習するものであり，自分の内面や周囲で何が起きているかに気づくようになることによって，子どもが叡智と思いやりを培えるよう，デザインされています。これに対して，このあとに紹介する諸々のゲームは，これらの資質を意図的に子どもの行動と人間関係のなかに持ち込みます。思いやりは，まっすぐに伸びる一本道ではなく，時に犠牲を払わなくてはならないこともありますが，それでも，深い満足感が得られるダイナミックなものです。思いやりを感じているときは，比較的簡単に思いやりのある行動を取ることができますが，本当に試される

のは，思いやりを感じていないのに，なんとかして思いやりのある行動を取ろうとするときです。本書のためにわたしが選んだテーマは，含蓄に富むいろいろな伝統から引いたものですが，もし，わたしの仕事の遺産として多くの子どもや家族に引き継ぐよう，ひとつだけ教訓を選ばなくてはならないとしたら，それは，「手柄を立てることは忘れ，結果よりも，今していることの良い点に集中すること」でしょう。あとは，奏でられる音楽をそのまま流しておきます。

つながる

— 12 —

上っ面より内実

　我が家に間違って配達されたある手紙を大人になった娘のかつての寝室にもっていったとき、"esse quam videri" というラテン語が目に留まりました。数年前、ライム色のポストイットに書いたものを、娘が本棚の端に張りつけたものでした。辞書を引っ張り出して調べると、「上っ面より内実」という意味でした。その後、ある微妙な問題について娘からアドバイスをもらおうと思いメールを送ると、返信には "You do You" と、1音節の単語が3つ並んでいるだけです。娘には特別な意味があるのでしょうが、わたしには意味がわかりません。そこで、**アーバン・ディクショナリ**というウェブサイトでこれを調べると、「いつもしているとおりのことをすること。やりすぎても、やらなさすぎてもいけない」とあります。娘は、古典を学ぶ他の無数の学生やラップ・ミュージックのファンと共に、共感と心の波長合わせと思いやりを有言実行しています。共感と心の波長合わせと思いやりという3つの普遍的テーマは、叡智と思いやりに満ちた世界観を構成する重要な要素です。

　これら3つは、しばしば互換性のあるものとして使われていますが、それぞれに特有の意味があります。**共感**は、ある事柄が他者の観点からどう見え、どう感じられるかを理解する力であり、**心の波長合わせ**は、自分を見てもらった、理解してもらったと感じる体験を説明します。他者

の観点を認め，その人物がどう感じるかを理解し，叡智と優しさで対応するのが，**思いやりです**。これら3つの違いはささやかに思われるかもしれませんが，生身の人間関係のなかでは，おおいに意味があります。

　たとえば，子どもは誰かに共感する（相手の思考や感情を理解する）ことができますが，もしその子どもがその相手とつながっていなかったら，心の波長合わせ（相手が，見てもらっている，理解してもらっていると感じること）もなければ，思いやりもありません（叡智と優しさで相手に対応しなかったということ）。子どもは苦しんでいる人ととても深くつながることができるため，その子どもも苦しみ（共感して相手の体験に心の波長を合わせ）ますが，もし相手の感情に巻き込まれすぎて，今起きていることを客観的に見て対応することができなくなると，思いやりをもって対応することができません。娘はわたしのメールへの返信で，わたしが解決しようとしている内容を知って理解した（共感した）ことを伝え，わたしは自分が理解してもらったと感じ（わたしたちは心の波長を合わせ）ました。そして，わたしらしくあれという娘の励ましは思いやりに満ちていました。

　心の波長合わせと思いやりには，相手の感情を理解して共有することが欠かせません。つまり，共感は心の波長合わせと思いやり双方に通じる道なのです。ベッキー・ベイリーは "*Conscious Discipline*" のなかで，子どもの共感能力は幼児期に生まれ，十代の終わりまで次第に発達していくと説明しています。6歳前の子どもでも，友だちが動揺していることはわかりますが，その年齢の子どもはまだ，ほぼ自分自身の観点から世界を見ているため，慰めや共感を表現しても，あまり助けにならないかもしれません。6歳から9歳までの子どもになると，友だちや家族に共感する力はもっと互恵的なものになります。とはいえ，それはまだ範囲が限られていて，自分のことのように感じられる特定の状況に絞られています。やがて前青年期（9歳から12歳）になると一般化が始まり，さまざまな時代や場所，文化のなかで生きている他者に共感しはじめます。

　年長の子どもやティーンエイジャーの場合，**個人間の心の波長合わせ**

が示されるのは，偏見のない心（オープンマインド）で相手の内的世界に理解を示し，相手が見てもらっている，理解してもらっていると感じるときです。ただ，**心の波長合わせ**という言葉は，子どもが親や友だちに対応する様子よりも，親が子どもに対応する様子を言うときに使われることのほうが多く，しばしば親子間の情動的関係を説明する**愛着**とペアになっています。互いに愛着で結ばれ心の波長を合わせ合う関係は，時空を越えて親子をつなぐ永続的で深い情動的絆を創り出します。親や世話をしてくれる人に確かな愛着をもつ子どもは，それによって生まれる心理的な安全をホームベースとして，自分の核家族よりも大きなコミュニティのなかに自信をもって乗り出していくことができます。子どもが大人になってどのように世界を見るか，どのような舵取りをして世界を渡っていくかは，遺伝的特徴や気質，知能指数など，多くの要因によって決まります。子どもが大人になってどう暮らしていくかを予測する大きな要素は，早期の人生体験です。親にしてみれば，たとえ頭では，完璧な親などというものは存在しないことや，ほど良いのが理想の親だということがわかっていても，これはとてつもなく大きな責任だと感じられることでしょう。

　低年齢の子どもは，親のさまざまな小さな失敗に適切に対応すれば，以前より強くなり，自主的にもなって，親が不機嫌だったり，遅刻したり，失念したりしても，それを乗り切ることができるようになります。小児科医であり児童精神分析医でもあるD・W・ウィニコット博士は「ほど良い母親」という表現の生みの親で，ほど良い母親は，「最初は子どもの必要にほぼ完璧に応じているが，時の経過と共に子どもが母親の失敗に対応する力をつけていくと，それに合わせて，子どもの必要に応じるのを徐々に減らしていく。母親が子どもの必要に必ずしも応じないことで，子どもは外界の現実に順応できるようになっていく」と説明しています。どんなに善意があり，どんなに賢明な親でも，四六時中，子どもに完璧に合わせることはできません。幸運にも完璧は必要とされていません。だから，**ほど良い**という言葉を使っているのです。間違いを犯すのは良くはありませんが，意外なことではありません。重要なのは，親

子が間違いについてきちんと話し，それを正すことです。

　瞑想と心理療法について数冊の著書があるマーク・エプスタイン博士は "The Trauma of Everyday Life" のなかで，ほど良い親業とほど良い瞑想のつながりを次のように書いています。「瞑想的な態度をしっかり取りつづけていると，親がしっかり心の波長を合わせつづけている場合と同じく，心の潜在力に内在する何かが出現を許され，それは，ほど良い形に適切に放っておかれたとき，ごく自然に出てきます」

　エプスタインがここで言っている瞑想的な態度というのは，内的な波長合わせ（個人間の心の波長合わせと対立するもの）の一例です。注意のスポットライトと注意のフラッドライトと同じく，内的な波長合わせと個人間の心の波長合わせは，たとえ2つをこうした形で提示することが役立つとしても，それぞれを完全に別個のものだとするのは誤解です。注意のスポットライトが注意のフラッドライトに含まれているように，内的な波長合わせは個人間の心の波長合わせに含まれています。親は，我が子との時間を存分に過ごしているとき，子どもの内的体験だけでなく，自分自身の内的体験にも心の波長を合わせています。個人間の心の波長合わせと内的な波長合わせは，家族関係の内外双方で常に起きています。バスケットーボール・チームのメンバーは試合中，互いに心の波長を合わせていますし，自分自身にも心の波長を合わせています。俳優たちが即興でショート・ドラマを演じているときと同じです。

　マインドフルネスは「自分やほかの人や周りの世界に親切な気持ちで注意を向けること」だと説明すると，低年齢の子どもは，たとえ利己的だとされる発達領域にいるとしても，自他の区別を練習することができます。次の2つのゲーム「あなた自身の泡」と「カップを手渡す」も，低年齢の子どもが発達レベルに合った適切な形で自他を区別するのに役立ちます。

182

つながる

あなた自身の泡

自分を取り囲むひとつの泡を想像して，自分がほかの人や物とどういう関係にあるのかに気づけるようにします。

ライフ・スキル 集中する，ケアする，つながる
対象年齢 低年齢の子ども

ゲームの進め方

1. 語りかけのポイント 泡がどんなものか，わたしにわかるように説明してもらえますか？

2. これから，わたしは自分の体の周りに，ひとつの泡を想像して描きます。

   人指し指で自分の周囲に想像上の輪を描いて，自分の泡のしるしとします。それから，手を伸ばし，輪のなかで手のひらを上下やあちこちに動かし，自分の泡の縁を探ります。最後に，泡を飾るふりをして，どんなふうに飾っているかを子どもたちに説明します。

3. じゃあ，今度は，みんなそれぞれ，自分の泡を創ります。それがどこにあって，どんなふうかをわたしに説明してくれますか？

   手のひらを使って，子どもたちの泡の縁を調べるふりをします。

4. まだほかにもマインドフル・ゲームを一緒にするので，そのつど，自分の泡をチェックするよう，声をかけていきますね。

ヒント

1. 低年齢の子どもが自制の力を伸ばせるように，自分の両手のひらとあなたの両手のひらを，触れ合わさずにどこまで近づけられるか見てみよう，と指示しましょう。次に，自分の肩とあなたの肩を，触れ合わさずにどこまで近づけられるか見てみるよう指示します。続いて，自分の肘とあなたの肘を，触れ合わさずにどこまで近づけられるかを見るよう指示します。子どもたちには，自分（あるいは，あなた）の想像上の泡を破裂させないよう，しっかり注意を促してください。

上っ面より内実

次のゲーム「カップを手渡す」も，「風船になる腕」，「コチコチ・カッチン」，「ジッパーを閉じる」，「あなた自身の泡」と同じく，低年齢の子どもが集中力を高め，自分の体が空間をどう動くかについての気づきを育てるために，楽しく活用できます。また，「カップを手渡す」は，チームワークと協調性を促すと同時に，他者（腕，脚，手，肘）や物（テーブル，椅子，水を入れたカップ）と関わったときの自分の体に対する気づきも，自分の動きの質（ゆっくり，速い，なめらか，ぎくしゃくしている）に対する気づきも育ててくれます。このゲームの準備としては，割れない小さなカップに，縁から2.5センチほどのところまで水を満たしておきます。

カップを手渡す

チームワークを発揮し，周囲で起きていることに注意を払って，水を入れたカップを，一滴もこぼすことなく手渡します。最初は目を開けてやり，次に目を閉じてやります。

ライフ・スキル 集中する，ケアする，つながる
対象年齢 低年齢の子ども

ゲームの進め方

1. これから，このカップを順に手渡ししていきます。水は一滴もこぼしてはいけません。水がこぼれないようにするには，何に気をつけたらいいでしょうか？（カップとお互いをよく見る，手の感触を大事にする，腕をゆっくり動かす）
2. 準備はできましたか？　じゃあ，やってみましょう。
子どもたちが水の入ったカップを黙って順に手渡しし，それを2，3回繰り返すことができるよう，手助けしてください（このゲームは一列に並んで行なっても，輪になって行なってもかまいません）。

3. 今度は，同じことを，目を閉じてできるかやってみましょう。話をすることも見ることもできないとしたら，どのようなことに気をつけなくてはならないでしょう？（衣擦れの音，隣の子が動く気配，手のなかのカップの感触）

子どもたちが，目を閉じた状態で，声も出さずにカップを渡していけるよう，手助けします。

ヒント

1. 幼児がする場合は，まずふたの閉まるボトルで手渡しの練習をしましょう。準備ができたら，ふたのないカップに進みます。

2. 水をこぼさないで手渡すのは難しいかなというくらいの高さまで，カップに水を入れましょう。けれども，ゲームを成功させられないほど入れてはいけません。

3. 集団でする場合は，輪になって座りましょう。一周したら，カップを手渡していく方向を変えます。

　次の一連の活動では，内省的ゲームで学んできたライフ・スキルとテーマを，友人や家族との会話に適用します。

こんにちは遊び

交代で互いに「こんにちは」と言いながら互いの目の色に注目することで，集中力を高め，アイ・コンタクトを取る練習をします。

ライフ・スキル 集中する，ケアする，つながる　　　対象年齢 全年齢層

ゲームの進め方

1. 誰かの目をのぞき込むと，強い感情が湧き上がることがあります。たとえば，恥ずかしい，ばつが悪い，わくわくする，幸せだ，といった感情です。また，毎回，異なる感情が浮かぶかもしれません。

上っ面より内実

2. 今からみんなで試してみましょう。これからわたしはあなたに「こんにちは」と言ってから，あなたの目の色を言います。そのあと，あなたが同じことをします。「こんにちは，サラ。あなたの目は茶色みたいね」

3. さあ，あなたの番です。どうぞ。

4. こうすると，どんな気持ちになりますか？

5. もう一度やってみましょう。

ヒント

1. このゲームを夕飯のテーブルでやってみましょう。夕飯どきですから，「こんばんは，エイミー。あなたの目は薄茶色みたいね」となります。あるいは，朝一番に「おはよう……」とやるのもいいでしょう。

2.「あなたの目は〜色だね」ではなく，「あなたの目は〜色みたいだね」という言い方をするのは，意図的です。こういう言い方をすることによって，子どもたちは，分析したり，いきなり結論に飛びついたりすることなく，じっくり観察する練習ができます。実際問題として，目の色については子ども本人の意見と食い違うことがよくあり，この言い方をすることで，その問題を取り除くこともできます。

3. 低年齢の子どもが，特に新しい友だちやよく知らない大人とこのゲームをするとき，最初は恥ずかしがって目を覆ってしまっても驚かないでください。もしそうなったら，今あなたが目にしていることを口にしましょう。「こんにちは，アレックス。君の目は手で覆われていますね！」

　「**こんにちは遊び**」で与える指示は，自分の内面や周囲で起きていることに対する子どもの気づきを発達させ，年長の子どもにも楽しめるものにするために，無数の形に変えることができます。たとえば，互いに優しい祈りを送り合ったり，自分が感謝している人やものを挙げたりするよう指示すれば，それは親切心と感謝というテーマを表したものになります。何の指針もない状態で，質問をして友だちの返事を聴くというやり方をすれば，偏見のない心_{オープンマインド}と心の波長合わせというテーマを練習することになります。以下にいくつか，やってみていただきたい「**こんにち**

は遊び」の指示例を追加しておきます。

- あなたが今この瞬間に見ているもの，聞いているもの，味わっているもの，においをかいでいるもの，触れているものをひとつ挙げましょう。
- あなたには，自分に送る優しい祈りがありますか？　友だちに送る優しい祈りはどうですか？　この地球に送る優しい祈りは？
- 今あなたは，過去について考えていますか？　それとも，現在について考えていますか？　あるいは，未来について考えていますか？
- あなたのボディ・ランゲージは，今あなたが考えていることや感じていることを，パートナーに伝えていますか？
- パートナーのボディ・ランゲージを見て，相手の考えていることや感じていることを推測しましょう。
- 超強力な感覚をひとつ選べるとしたら，何にしますか？　その力をどう使って世界を助けますか？

　気づき^{アウェアネス}を保って他者の話に耳を傾けるのは，予測や先入観が子や親の考え方を曇らせている場合，不可能ではないにしても，難しいことがあります。次のゲーム「**反省する**」は，年長の子どもやティーンエイジャー，親が軌道を外れないでいられるようにするための，実証済みのガイドラインをいくつか提供しています。

反省する

以下のガイドラインを使い，進んで助けになろうとする思いやりに満ちた態度で話をしたり，話に耳を傾けたりできるようにします。

ライフ・スキル 集中する，ケアする，つながる
対象年齢 年長の子ども，ティーンエイジャー

反省するためのガイドライン

1. 非言語的なキュー（声の調子，身ぶり，態度の激しさ，顔の表情など）が多くを語ることや，ボディ・ランゲージが送るつもりのないメッセージを相手に送りうることを，よく憶えておきましょう。

2. 自分の意図を押しつけずに，話に耳を傾けましょう。

3. 今語られていることに対する自分の先入観や内的反応に気づき，それについてあれこれ考えないよう，最善を尽くしましょう。

4. これから言おうとすることを事前に心のなかでリハーサルしたり，自分が言ったことについて，あとで考えたりするのはごく自然な行動だということを，よく憶えておきましょう。けれども，いずれの行動も取らないように心がけ，今という瞬間に留まるよう，最善を尽くしましょう。

5. 沈黙は会話の重要な一部であると，自分に言い聞かせましょう。

6. 他者の身にこれから起きるかもしれないことを推測したり，自分の体験を他者の体験と比較したりするより，いろいろ質問するほうが役に立つことを，よく憶えておきましょう。

7. いつの間にか物思いにふけっていたり，何気なく自分の意図するほうに会話を向けていたりしたら，ひと息つきましょう。気が散っていることや会話がすっかり脱線していることがわかった瞬間は，マインドフルな気づきの瞬間であり，もう一度始める好機だということをよく憶えておきましょう。

ヒント

1.「判断を持ち込まない気づき」はマインドフルネスの訓練における重要なテーマですが，子どもも親も，時にこれを誤解しています。本章で紹介しているゲームのように，**ケアする**と**つながる**を強調する関係性のゲームでは，判断を控え，今語られていることに偏見のない心（オープンマインド）でしっかり耳を傾け，結論に飛びつかないようにと指示しています。けれども，こう指示しているからといって，マインドフルネスを練習するときには完全に判断をやめるよう提案しているわけではありません。子どもたちはたとえば，**集中する**を強調するゲームを通して，その瞬間にどこに注意を向けるかを賢く選択するには判断が必要なことを，また，**見る**を強調するゲームを通して，叡智と思いやりをもってこの世界を渡っていくには判断が必要なことを学びます。

子どもは，いくら良かれと思って行動していても，よく考える前に何かを口走って友だちの気持ちを傷つけてしまうことがあります。たいていの人は，こうした失敗をして，あとでそのことを思って落ち込んだ経験があるはずです。次のゲームにある一連の質問をすると，そのような経験をしないで済むようになります。このゲームは，わたしが子どもたちにどう識別力を教えているかを示す一例です。わたしはこれらの質問を，カリフォルニア州サンタモニカにあるクロスロード・スクール・フォ

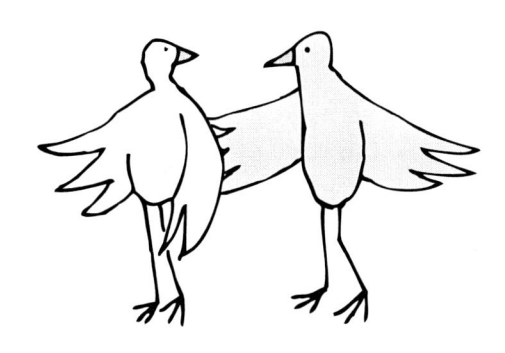

上っ面より内実

ア・アーツ＆サイエンスの小学校で校長を務めたジョウニー・マーティンから学びました。わたしの子どもたちがこの小学校に通っていたとき，彼女はこれら3つの質問を学校の玄関ホールに張り出し，敬意をもって互いに話しかけることを子どもたちに思い出させていました。

3つの質問

以下の3つを自問し，これから自分の言おうとしていることが有用で思いやりがこもっているかどうかをチェックします。それは本当？　それは必要？　それは優しい？

ライフ・スキル リフレーミングする，ケアする，つながる

対象年齢 全年齢層

話し合いの進め方

1. 語りかけのポイント 時には，そのつもりがなくても，誰かの気持ちを傷つけてしまうことがあります。これから言おうとしていることが，相手を尊重しているものかどうか，どうやったら知ることができるでしょう？　うっかり誰かの気持ちを傷つけてしまったら，どうしたらいいでしょう？

2. それは本当？　それは必要？　それは優しい？　何かを言う前に，これら3つを問いかけると，誰かの気持ちを傷つけないようにすることができます。
   あなたが言うかもしれないことを例として出し，上の3つの質問をすることによって，それが優しくて敬意に満ちたものであるかどうかの見きわめを，子どもに手伝ってもらいましょう。

3. 語りかけのポイント どういうときにこの3つの質問をすべきでしょうか？　自分の言おうとしていることが相手を尊重していないかもしれないと感じたことはありますか？
   自分の体験を話し，子どもたちの体験も話してもらいましょう。

4. 次にそう感じたときには，上の3つを自問するようにして，その結果どういうことになったかを，わたしに教えてください。

ヒント

1. 年長の子どもには4つ目の質問を用意しましょう。<u>今がそれを言うべきとき？</u>

2. 話をしようとするたびに，これらの質問をしなくてはならないわけではなく，自分の言おうとしていることが有用ではないかもしれないと気づいたときだけでいいことを，子どもたちに念押ししてください。

3. このゲーム「**3つの質問**」を使って，役立つ発言について話し合い，ゲーム「**それは役に立つ？**」を使って，役立つ行動について話し合いましょう。

4. 「**こんにちは遊び**」，「**反省する**」，「**3つの質問**」など，関係性に関するゲームをしたあとのチェックイン〔気持ちを整えるためのワーク〕は，温かい気持ちで話したり行動したりしたあとの感じ方と，腹立ちまぎれや意地悪な気持ちで話したり行動したりしたあとの感じ方とを比較するよう，子どもやティーンエイジャーに指示する良い機会です。これらのチェックインを通して，また，「**優しい祈り**」，「**心身のつながり**」，「**心，体，それ！**」といったゲーム後のチェックインを通して，子どもは自分の心と体がつながっていることを理解できるようになります。

アントワネット・ポーティスの味な絵本『はこははこ？』（光村教育図書）を読むと，子どもたちは共感と思いやりというテーマについて考える機会をもつことができます。ゲームを進める前に，この本の構成を心に留めておきましょう。構成は，黄褐色のページで正体不明の語り手の声が質問をし，赤色のページでウサギがその質問に答えるという形になっています。

上っ面より内実

はこははこ？

アントワネット・ポーティスの絵本『はこははこ？』の言葉と絵によく注意して，登場人物たちが何を考えているのか，どう感じているのかを理解します。

ライフ・スキル リフレーミングする，ケアする，つながる
対象年齢 低年齢の子ども，年長の子ども

話し合いの進め方
1. お話を一緒に読みましょう。

　最初の黄褐色のページを読みます。ここでは，語り手の声がウサギに，「あら，いい　はこねぇ」と言います。
2. そう言ったのは誰だと思いますか？

　子どもたちの答えを聞いてから，赤色のページに進んで読みます。「え，はこ？」
3. それは何でしょう？　ウサギはどんな気持ちになっていると思いますか？　ウサギに語りかけている人はどんな気持ちになっていると思いますか？

　子どもたちの答えを聞いてから，黄褐色ページの質問と赤ページのウサギの答えを読みつづけます。ページごとに，「この箱は何でしょう？　ウサギはどんなふうに感じているのでしょう？　ウサギは何を望んでいるのでしょう？　質問をしている人は何を望んでいるのでしょう？　質問をしている人はどんな気持ちでしょう？」などの質問をしましょう。「だから　これは　はこなんかじゃないんだってば」を読んだら，いったんストップします。
4. ウサギは今どんな気持ちでしょう？　ウサギは何を望んでいるのでしょう？　質問をしている人は何を望んでいるのでしょう？　2人とも，どんな気持ちでしょう？

　子どもたちの答えを聞いてから，ページをめくって黄褐色のページにある大人の返事を読みます。「ふーん，じゃあそれは　いったいなんなのよ？」

5. それは何でしょう？

子どもたちの答えを聞いてから，ページをめくります。すると，白い
ページに，「ぼくのこと　いろんなところに」とあり，隣のページに
は，ウサギが箱の上に座って考え込んでいる絵があります。

6. ウサギは何をしているのでしょう？

子どもたちの答えを聞いてから，ページをめくって，おしまいにします。

7. 語りかけのポイント ほかの誰かと違うものの見方をしたときのことについ
て，話してもらえますか？　自分が誤解されたときのことについて，
話してもらえますか？　誤解が自然に解けたときのことについて，話
してもらえますか？

「～かしら？」「～だろうか？」といった言い回しは，自分が別の人の
立場だったらどうだろうと思うことについて会話をするときに使える，
効果的で穏やかな表現です。たとえば，「あなたのお友だちは今どんなふ
うに感じているのかしら？」と子どもに訊ねたり，「どうしてこうなった
かについては，別の見方があるんじゃないだろうか？」とティーンエイ
ジャーに訊ねたりすることができます。こういった会話は，発達レベル
の観点から考えなくてはならないという点を忘れないでください。幼稚
園や小学校低学年の子どもたちは依然として，自分の周囲で起きている
ことを，ほぼ自分自身のものの見方で見ているので，そうした子どもと
ケアすることについて話し合う場合は，その子ども自身が体験した文脈
を借りて会話を進めるとたいへん役立ちます。子どもの個人的体験の文
脈に何かを置く一例としては，例の黄金律があります。「あなたがしてほ
しいと思うことを，人にしましょうね」というあれです。

子どもは，感じた共感を有用な形で表現できる発達レベルに達してい
たとしても，自分自身の感情をどうしようもないときには，なかなかそ
うはできません。子どもの強烈で厄介な感情はしばしば，自分の欲求が
引き金になって生まれます。ところが，そんなときでも，自分が何を求
めているのか，わかっていないことがよくあります（大人も同様の問題

上っ面より内実

にぶち当たります）。たとえば，年長の子どもやティーンエイジャーは，自分では何か具体的なことを友だちに望んでいる（たとえばプロジェクトの仲間になってほしい）と思っているのかもしれませんが，実際は，その友だちに自分のことをいつも気に留めていてほしいと思っていて，そうしながら互いのつながりを深めたいと思っていたりします。自分がほしいと思っているものを手に入れられなかったときの強い否定的な感情に長くこだわればこだわるほど，その子どものものの見方は狭くなり，今起きていることを相手の観点から見る力は弱まります。その結果，望んでいないことが実際に起きる可能性が高まります。**鎮める，集中する，見る，リフレーミングする，ケアする，つながる**というライフ・スキルを強調するゲームを通して，子どもたちは自分がいつそうしているのかに気づき，自分のものの見方を変え，今起きていることを別の人の観点から見るようになります。これまでより広角のこのレンズを通して，誰もが皆，互いに依存していて，万物は変化することを理解できるようになるのです。

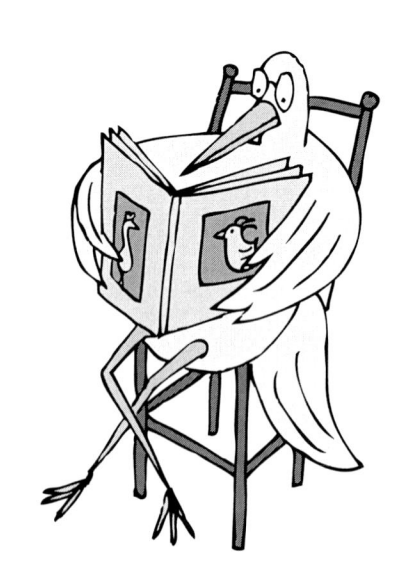

つながる

見るに関する前半のセクションで，相互依存と万物は変化するというテーマについて考察しました。この考察は年長の子どもやティーンエイジャーにとって，まさに今起きていることは無数の要因のたまものであることを思い出させる役目を果たしました。そうした要因の一部は知ることのできるものであり，一部は知ることのできないものです。その結果として，子どもたちは自分なりの調査をし，学んだすべてを偏見のない心^(オープンマインド)でじっくり考えますが，それでもなお，相手の状況や観点をしっかり見て理解するには情報が足りません。イストヴァン・バンニャイの文字のない絵本『ズーム』（ブッキング）は，大きな全体像の小さな一部分だけを見ていると，どれだけ簡単に子どもがものや人を勘違いするかを示しています。

優しい気持ちで根気よく観察する

イストヴァン・バンニャイの本『ズーム』の絵を見ることによって，情報が不足しているとき，わたしたちは間違った結論に簡単に飛びついてしまうことを理解します。

ライフ・スキル **リフレーミングする，ケアする，つながる**
対象年齢 **全年齢層**

ゲームの進め方
1. この絵本には文字がありません。絵だけです。見ていきましょう。
2. 最初のページには，赤味がかったオレンジ色の尖った三角がいくつか突き出た形が描いてあり，それにはさまざまなポツポツがついています。その形を囲む空間にもポツポツがあります。
3. この尖った三角は何だと思いますか？　その形の周りにあるポツポツは何だと思いますか？
　子どもたちの答えを聴きます。

4. 本当にそう思いますか？

ページをめくり，それが雄鶏で，周囲の空間にもポツポツがあるのを見せます。

5. 雄鶏のようですね。でも，ポツポツはそのままあります。このポツポツは何だと思いますか？

子どもたちの答えを聴きます。

6. 本当にそう思いますか？

ページをめくり，雄鶏が何かの上に立っていて，それを2人の子どもが窓から眺めているところを見せます。

7. 子どもたちは家の中にいると思いますか？　家の外にいると思いますか？　雄鶏はどうですか？　中でしょうか，外でしょうか？　ポツポツがまだありますね。何だと思いますか？

子どもたちの答えを聴きます。

8. 本当にそう思いますか？

ページをめくりつづけ，同じパターンで質問を続けていくと，途中で，ここまで描かれていたもの——雄鶏，子どもたち，農園——は全部おもちゃだとわかります。ポツポツは，何の説明もなく，消えています。

9. 結局のところ，それは何でしょう？　ポツポツはどうなったのでしょう？

子どもたちの答えを聴きます。

10. 本当にそう思いますか？

さらにページをめくりつづけ，同じパターンで質問を続けて，最後まで行きましょう。

11. <mark>語りかけのポイント</mark> 自分のことでも，誰かほかの人のことでもいいのですが，情報があまりないまま結論に飛びついてしまったときのことについて，話してください。あなたの結論は合っていましたか？　どうして合っていたと思いますか？　あるいは，どうして間違ってしまったと思いますか？

全体像を見るのをさらに難しくしているのは，子や親が見たり，考えたり，聞いたりすることは，当人の人生で実際に起きたことの影響を受けるという実態です。親は自分の希望や恐れ，先入観，価値観を，子どもの体験に投影し，子どもは自分の希望や恐れ，先入観，価値観を親の体験に投影し返します。認識と投影はこうして互いにつながり合い，常に変化しつづけますが，つまりそれは，誰にも他者の体験全体を理解したり感じたりすることはできないということです。でも，もし親子が相手の観点から，偏見のない心<ruby>オープンマインド</ruby>で今起きていることを見ようと努力するなら，互いにかなり近づくことはできます。このようにして，偏見のない心<ruby>オープンマインド</ruby>，相互依存，万物は変化する，明晰というテーマを実際に即して理解することは，叡智と思いやりに満ちた世界観の中核を成すもうひとつのテーマ「受容」につながります。

　他者の行動を特徴づける要因を，何もかも知ったりコントロールしたりはできないということは，比較的簡単に受け入れられます。でも，自分自身の行動を特徴づける要因も，すべてを知ったりコントロールしたりはできないということを受け入れるのは，なかなか難しいものです。これは，わたしたちにも子どもたちにも言えることです。自分よりも落ち着いているように見える，一見パーフェクトな親もきっといることでしょう。そういう人たちは，外から見ると，完璧なお弁当を作り，完璧な誕生パーティを計画し，完璧な文化的行事を準備するように思えるものです。受容できるようになると，一歩下がって，理想的な親についての先入観を払い落し，偏見のない心<ruby>オープンマインド</ruby>で全体像を見る余地が生まれます。そうなると，誰にも限界があり，それについては理想的に見える親もわたしたちも例外ではないことがわかるようになります。人生のこの現実はどう見ても明らかなのに，時に，驚くほど理解しにくく，なかなか受け入れられません。わたしたちの多くは，自分のありのままの姿で心地よくしているほうが，ほかの誰かのようになるために本来の姿を歪めようとするよりも，はるかに良いモデリングの形だということを自覚すると，前より簡単に受容できるようになることがわかっています。「ほど良

上っ面より内実

い親」というのは，何年も前に娘が本棚の端に貼ったライム色のポストイットに書かれていた「上っ面より内実」ということだと言ってもいいかもしれません。

つながる

─13─

自由

　賢い年寄りのハチドリが自転車に乗っていると，仰向けに寝て，足の裏を空に向けている若いハチドリに出くわしました。「おまえさん，足を上げて何をやってるんじゃ？」と年寄りのハチドリは訊ねました。

　若いのは答えました。「今日，空が落ちてくるって聞いたんですよ」

　年寄りは頭をかきながら言いました。「1羽の小鳥がそのひょろっとした脚で空が落ちるのを防げるとお思いか？」

　「誰かに助けてもらうって手もありますよね」と若いのが言いました。賢いハチドリは肩をすくめて，若いハチドリの隣に寝ころび，同じように足の裏を空に向けました。2羽が冗談など言い合って笑っていると，気難しそうな巨ゾウが通りかかり，「あんたたち，時間を無駄にしているね」と口をはさみました。友だちになった2羽は，そんなものはまったく気にしません。

　そのうち，もう1羽のハチドリがやってきて，最初の2羽に加わりました。そうこうするうちに，4羽目，5羽目，6羽目がやってきて，とうとう長い列ができました。ひょろっとした脚のハチドリたちは皆，その小さな足の裏を空に向け，冗談を言って笑い合いながら，おしゃべりに余念がありません。

　やがて夜になり，ゾウが戻ってきて言いました。「ほら，見てみろ。何

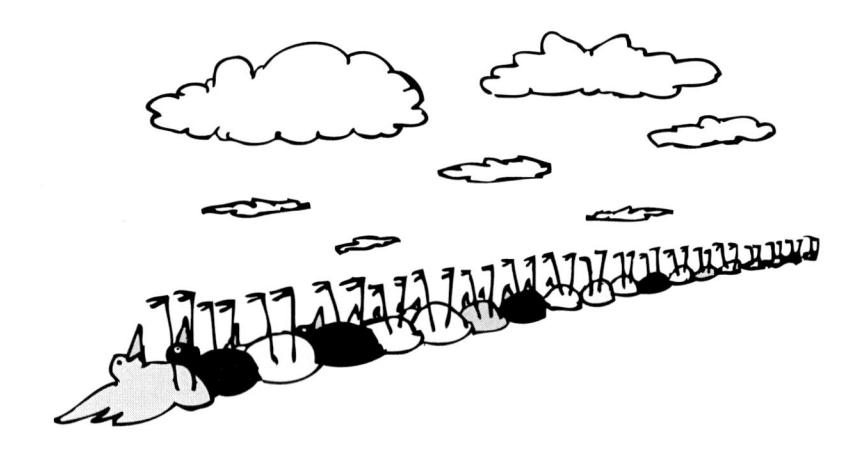

も起きなかったじゃないか。まったく，時間を浪費するにもほどがある」

　でも，最初のハチドリは別の考え方をしていました。「うまくいったの
ね」と大声を上げると，ピョンピョン飛び跳ね，羽根をバタバタさせま
した。「やったわね，みんな！」

　目的は達成され，できたてのハチドリ・チームはその日のすばらしい
成功を高らかに宣言しました。ハチドリたちは，2羽，3羽と群れになっ
て自分の巣に戻っていき，夕飯の段取りをし，ちょっと眠り，明日はま
た，この世界を救うために集まろうと，心積もりをするのでした。

　賢い年寄りハチドリは，この世界を救おうとする若いハチドリを手助
けしていると思っていたでしょうか？　それとも，若いハチドリにつき
合って親切にしていると思っていたのでしょうか？　当人でなければ，
その動機はわかりかねますが，親切は，するほうとされるほう双方の健
康と生活充足感に良い効果をもたらします。カリフォルニア大学リヴァー
サイド校のソーニャ・リュボミルスキー博士は "The How of Happiness"
のなかで，親切は，それを与えた人と他者とをつなぎ，その結果として，
親切をした人は親切を受けた人のなかに，それまで見たことのなかった
前向きの資質を見ることになると説明しています。誰かに親切にすると，

親切にされた人も親切にしようという気持ちになり，自分が利他主義で寛大だと感じられて，自己イメージも高まります。底意のない親切な行為は，匿名である必要もなければ，大々的である必要もありません。とりわけ深い意味をもつ親切な行為はしばしばささやかなものであり，ある特定の問題を解決しようとするものです。たとえば，車のバッテリーが上がってしまった赤の他人に充電用のブースター・ケーブルを提供したり，機内で見知らぬ乗客の重い手荷物を頭上の棚に入れるのを手伝ったりするのが，それに当たります。

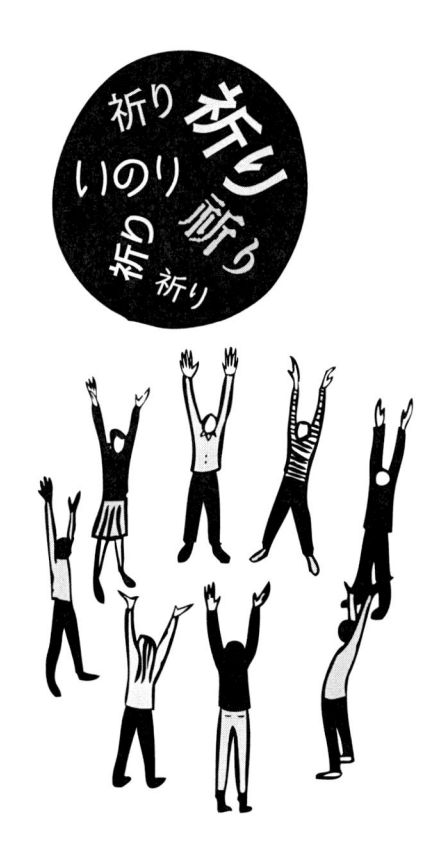

自由

瞑想家たちは何世紀もの間，心のなかであの人やこの人を思いやることによって，その人にちょっとしたステキなことを人知れず行なう訓練を重ねてきています。次のゲームは，そうした伝統的な親切の練習方法を，年齢に合わせて適宜作り替え，今も使えるようにしたものです。

世界に送る優しい祈り

世界に送る優しい祈りを詰めて，巨大なボールを作っているふりをします。そのボールをみんなで空高く放り投げ，それが，わたしたちの優しい祈りを世界中のすべての人やあらゆる場所に運んでいくところを想像します。

`ライフ・スキル` 集中する，ケアする，つながる
`対象年齢` 低年齢の子ども，年長の子ども

`ゲームの進め方`

1. `語りかけのポイント` 何かを視覚化する，想像するというのは，どういう意味でしょう？　優しい祈りとは，どういうものでしょう？
2. わたしたちはこれから，世界に向けた優しい祈りを，空中を漂う巨大なボールに詰めて送り出すところを想像します。
3. まず，ボールをみんなで抱えているつもりになりましょう。両手を差し出して，ボールをもっているわたしを助けてください。こんなふうにします。
4. ボールはどんなふうに見えますか？　何色ですか？　きらきら輝いていますか？　水玉模様とか，縞模様とかがついていますか？　目を閉じて，それを想像できるか，やってみてください。
5. では，順番にボールのなかに優しい祈りを入れていきましょう。世界のために優しく祈りたいと思っているのは誰ですか？
子どもたちが自分の祈りに名前をつけられるよう手伝い，それをボールのなかに入れる身振りをします。祈りを入れるたびに，ボールが大きく重くなっていくことを説明しましょう。

6. 3まで数えたら，みんなで一緒にボールを空中に放り上げます。1，2の3。バイバイと手を振って，ボールがわたしたちの祈りを世界中のすべての人，すべての場所に届けるところを想像しましょう。

マインドフルネスと瞑想によって育まれるテーマとライフ・スキルは，目標があって行動しているにせよ，葛藤に対する対応として行動しているにせよ，利他的に行動しているにせよ，いかなる状況でも叡智と思いやりをもって行動できるよう，枠組みを提供してくれます。

- まず，動機をチェックする。
- 次に，リサーチする。
- 偏見のない心で全体像を見る。
- 対応法を選択したら，あとは奏でられる音楽をそのまま流しておく。
- のちに，起きたことについてじっくり考え，怒りや傷ついた感情があれば，それに取り組む。

動機をチェックする

子どもたちはテーマ「相互依存」を探求するゲームを通して，自分がするいずれの選択も，無数の要因に導かれたものであること，こうした要因の大半は自分にはコントロールできないものであることを理解します。動機もやはり普遍的なテーマですが，こちらは子どもがコントロールできる要因です。本章冒頭のハチドリや『にんじんのたね』の男の子，『ちびっこきかんしゃくん』の青い機関車，"*The Lion and the Bird*"のライオン同様，子どもたちも結果より親切を優先させることができます。親切を優先させると言っても，自分の必要より他者の必要を優先させるということではありません。判断したり，話をしたり，行動したりするとき，他者と自分自身双方を心に留めているということです。また，親

切を優先させるからと言って，結果になんの注意も払わないということでもありません。結果は大切ですし，現実的であることもとても大切です。自分にはコントロールできないものがある場合，子どもは現実的でなくてはなりません。

人類のもっとも近い親戚であるチンパンジーやボノボと同様，子どもにも生き残るための神経回路が組み込まれていて，個人間の争いは避けられません。底意のない親切な行為であっても，必ずしも意図したとおりに受け取ってもらえるとはかぎらず，良い子は傷つきます。子どもの遊び場や学校の教室で，善意の子どもは，特に自衛できないことや進んで自衛する気のないことを気づかれると，いじめの的になります。叡智と思いやりに満ちた世界観を流れるテーマは，子どもやティーンエイジャーが自分にとって何が重要かを見きわめ，友だちの行動が限度を越えたときを見分けるのに役立ちます。子どもは6つのライフ・スキル――鎮める，集中する，見る，リフレーミングする，ケアする，つながる――を発達させることによって，重要なことのために立ち上がるようになり，自分自身のために立ち上がるようになります。

リサーチする

複雑な状況にうまく対応するために，子どもたちは関係者全員の役割と同時に自分自身の役割について考えるようになり，やがて，その状況が埋め込まれているシステムの役割についても考えるようになります。ゲーム「5つのなぜ」は，瞑想の指導者であり著述家でもあるケン・マクラウドからわたしが学んだもので，年長の子どもやティーンエイジャーに，こうしたさまざまな役割を見るときの枠組みを提供してくれます。このゲームは2人一組になり，一方が質問して，もう一方が答えるというやり方もできますし，多人数で行ない，答えを書き留めるというやり方もできます。多人数でする場合は，一人ひとりに紙と鉛筆を配りましょう。

5つのなぜ

「なぜ？」と5回質問して，問題とその解決方法の理解に役立てます。

ライフ・スキル リフレーミングする，ケアする，つながる
対象年齢 年長の子ども，ティーンエイジャー

ゲームの進め方

1. 以前取り組んだことのある複雑な状況について考えましょう。

2. この状況におけるあなたの役割はどういうものでしたか？　1文か2文で答えてください。

子どもたちが答えを書き留めるのを待ちます（ペアの場合は，質問者は相手が答えるのを待ちます）。

3. では，自分の答えを「なぜ」で始まる質問にしてみましょう。たとえば，あなたの答えが「わたしの役割は問題を解決することでした」だったら，「なぜわたしは問題を解決する責任があったのだろう？」と訊ねます。そして，それに短く答えます。

子どもたちがそうした質問を有用だと思っている間は，「なぜ？」の質問とそれへの返答を続けるよう指導しますが，最低5セットはやりましょう。

きっかけになるフレーズをリフレーミングすることによって，その状況における他者の役割について訊ね，最後には，システムの役割を訊ねます。こうすると，やたらに質問が多い気がするかもしれませんが，質問とその答えはさっさと進みます。

自由

偏りのない心で全体像を見る
オープンマインド

いったん，ある状況で人々が果たしているさまざまな役割を見きわめると，子どもは個々の差異ではなく，みんなの共通点に集中できるようになります。

3つの共通点

意見の食い違いや誤解が生じたときや，誰かにひどくイライラさせられたときには，自分の気持ちを認め，みんなに共通する3つのことについて考えます。

ライフ・スキル リフレーミングする，ケアする，つながる
対象年齢 全年齢層

話し合いの進め方
1. これまでに意見が食い違ったことのある相手や，いつもイライラさせられる相手のことを考えましょう。
2. その相手についてどう感じていますか？　相手はあなたについてどう感じていると思いますか？
3. あなたと相手には，きっと共通点もあります。時間をかけずに，共通点を3つ挙げてください。

ヒント
1. 自分がもっとも大切に思っている人は，自分をもっとも苛立たせる人でもありうることを，子どもたちに思い出させましょう。これは，イライラさせられるきょうだいがいる子どもにとって，驚くほど役に立つ視点の転換になりえます。
2. このゲームにとって，ゲーム「厄介な相手に優しい祈りを送る」は有用な同僚のようなものです。2つのゲームの目標は，子どもたちがものの見方を広げられるように力を貸すことであって，厄介だと感じている相手に対する気持ちのもちようを変えるためのものではないことを，よく憶えておいてください。

「5つのなぜ」，「3つの共通点」，「はこははこ？」のゲームは，相互依存や万物がどう変化するかについての会話に，簡単に変えることができます。これら2つのテーマのレンズを通してさまざまな活動を眺めることは，今起きていること——良いことであれ悪いことであれ，どちらとも言えないことであれ——は必ずしも子どもたち自身の問題ではなく，いずれは変化していくということを，年長の子どもたちに思い出させる強力なリマインダーになります。「**スタジアムでのウェーヴ**」と「**拍動を送る**」のゲームのなかで，子どもたちは相互依存をじかに体験します。

スタジアムでのウェーヴ

チームワークを活かして動きを調整し，波のイリュージョンを創り出します。

ライフ・スキル 集中する，見る，つながる 　　対象年齢 全年齢層

ゲームの進め方

1. スタジアムで行なう 波（ウェーヴ）を誰か説明できますか？（観客が代わる代わる立ち上がったり腕を上げたりして，海を移動していく波のように見える動きを創ること）

   子どもたちが一列に並ぶなり，輪になるなりするのを手伝い，ウェーヴの動いていく方向を子どもたちに示します。それから，ウェーヴを起こす子どもを選びます。

2. 膝を折り，両手を床につけ，こんなふうにして，うずくまります。

   始めるときの姿勢と動きを実演します。そして，最初の人が両手を浮かしたら，2人目が動作を開始し，2人目が両手を浮かしたら，3人目が動作を開始するというように続けていくことを説明しましょう。

3. わたしが「始め！」と言ったら，ウェーヴを創りはじめます。

4. スピードを上げましょう。

5. 向きを変えましょう。

6. スピードを落としたウェーヴもやってみましょう。

自由

このゲームでは，子どもたちは共通の目的を達成するために，自分の動きを調整することによって，チームワークの練習をします。ゲーム「**拍動を送る**」も同じく，輪になった子どもたちが，代わる代わる互いの手を握り合うことで，エネルギーの拍動を送ります。準備として，子どもたちが輪になって座り，互いに手をつなぐのを手伝い，拍動を送りはじめる子どもを選んでおきます。

拍動を送る

輪になった子どもたちがチームワークを活かして動きを調整し，輪に沿ってエネルギーの拍動を送っていきます。

ライフ・スキル 集中する，ケアする，つながる　　対象年齢 全年齢層

ゲームの進め方
1. わたしが「始め！」と言ったら，自分の左手を握っている人の手をそっと握り絞めましょう。
2. 自分の右手が握られたと感じたら，それを合図に，左手をぎゅっと握って，エネルギーの拍動を隣の人に送ります。
3. スピードを上げましょう。
4. 向きを変えましょう。
5. スピードを落としましょう。

対応法を選択したら，あとは奏でられる音楽をそのまま流しておく

　争いの成り行きを決めるのは，その争いに応じた人であって，争いを始めた人ではありません。その応答を確実に叡智と思いやりに満ちたものにするために，年長の子どもたちは自分の動機をリサーチし，偏見のない心（オープンマインド）でそのリサーチを再検討し，手元の情報に基づいて精いっ

ぱい応じます。ある決定に至るまでには，常に変化しつづける原因と条件が無限に絡み合う状況が続き，そのなかにはさまざまな要因が組み込まれています。けれども，その要因をすべて明らかにすることは誰にもできないため，子どもたちがどのような選択をしようとも，それは暗闇で狙いをつけるようなところがあります。だからと言って，子どもたちをがっかりさせる必要はありません。そういうときには，『ダライ・ダマ宗教を越えて』にあるダライ・ラマの助言を思い出すよう，子どもたちに言いましょう。ダライ・ラマはこう言っています。「[どんなにがんばっても，全体像を見ることはできません] それを認めることが重要です。でも，心配は要りません。……心配をするのではなく，適切な謙虚さを忘れず，適切な注意を怠らないようにして，行動を加減するのです」

　叡智と思いやりに満ちた応答が噛み合わない場合もあれば，それが効果を発揮する場合もあります。どんなに巧みに応じてもどうにもならないときには，わたしは奏でられる音楽をそのまま流しておくよう年長の子どもたちを励まし，そうして状況に任せておくと，誤解はしばしば自然に正されるものだと念押しします。マインドフルネスと瞑想を通して子どもたちが探求しているテーマは，誤解に対する自分の最善の応答をさらに進めて混乱を正すのか，一歩下がって状況に任せるのかを見分ける助けになります。

　叡智と思いやりに満ちた応答で混乱を正す場合，時には自分が信じていることのために立ち上がらなくてはならないこともあります。ライフ・スキル——鎮める，集中する，見る，リフレーミングする，ケアする，つながる——を練習することによって，子どもたちは日本の茶道の達人のように心を落ち着かせて，そうすることができるようになります。そのような茶道の達人については，次のような古い話が伝わっています。

　　ある高位の侍が，茶道の師匠の穏やかに集中する姿に心を動かされ，侍の位とその装束を師匠に与えました。のちに，ある武士がこの師匠を訪問し，師匠を品定めしたあと，なぜ侍の装束を身につけ

ているのかと訊ねました。師匠は事情を説明しましたが，武士は納得しません。「侍のなりをしているのなら，侍のように戦わなくてはならぬ」と言います。武士は，翌朝の果し合いを挑んできました。

　師匠は自分の名誉と，装束を与えてくれた侍の名誉を守ろうと決心しました。そして，剣術の指南役を見つけると，恐怖に震えながらも，戦い方を教えてほしいと頼みました。指南役は，茶道の師匠が最後の茶を点てることを条件に，依頼を引き受けました。師匠は茶席に備えて心を落ち着かせ，極上の茶碗と釜，茶葉に集中しました。すると，恐怖は消えていきました。指南役は点ててもらった茶を飲み，助言しました。「茶席に備える心構えで，果し合いに臨むことです。さすれば，落ち着いて戦えましょう」

　茶道の師匠は果たし合いに備え，茶席に備えるときと同様に心を鎮めて集中しました。すると，恐怖は再び消えていきました。師匠は剣を抜き，上段に構えます。それに対峙した相手の武士は降参し，師匠がまさに侍であることを認めました。

起きたことについてじっくり考え，
怒りや傷ついた感情があれば，それに取り組む

　茶道の師匠は奏でられる音楽をそのまま流しておき，誤解はひとりでに正され，お話はハッピーエンドとなりました。残念ながら，すべてがこのように収まるわけではありません。どれだけ正しいことをしても，子どもは傷つくことがあります。ドクター・スースはマインドフルネスの第一の洞察を，「こんなことは言いたかないが／残念ながら本当さ／良い日もあれば／悪い日もある」と表現しましたが，悪いほうの目が出て，振り出しに戻ってしまうこともあります。苦しみに取り組む際には，子どもがその苦しみを認め，それを手放せるようになることが重要です。

　次のゲームでは，心の傷や体の傷がピンクの泡に包まれて流れていくところをイメージすることによって，誤解や怒り，その他のつらい感情

を手放します。このゲームのもっとも強力な部分は，子どもたちが自分の怒りや古傷にバイバイと手を振りながら，その幸運を祈るところです。

ピンクの泡

自分を悩ます失望や他の感情がピンクの泡にすっぽり包まれているところを想像します。その泡が流れていくとき，バイバイと手を振って，その幸運を祈ります。

ライフ・スキル 集中する，鎮める，ケアする　　対象年齢 全年齢層

ゲームの進め方

1. 背筋を伸ばして座り，体の力を抜いて，両手は膝にそっと置きます。目を閉じて，みんなで数回呼吸をしましょう。
2. あなたが失望していることやあなたを苦しめている感情について考え，それを，想像したピンクの泡のなかに入れます。
3. 心のなかで，その軽いピンクの泡がふわふわと流れていくのを眺め，あなたを苦しめているものがすべて，それと一緒に流れ去っていくところを想像します。
4. バイバイと手を振って，それの幸運を祈ります。
5. 語りかけのポイント あなたはどのようなタイプのことに苦しみますか？ 自分を苦しめていたものを手放して，どんな気持ちになりましたか？ その幸運を祈って，どんな気持ちになりましたか？　ほかに，手放して幸運を祈りたいと思うことはありますか？

　子どもは腹を立てて動揺すると，自分の関心事で頭がいっぱいになりがちです。そうすると，ものの見方が狭まり，今起きていることを他者の観点から見るのが難しくなります。でも，そこで一歩下がり，本書で探ってきたテーマからなる，もっと広い文脈のなかで状況を眺めることができれば，狭まった考え方を立て直すことができます。頭のなかの余

白が増えると，今起きていることを偏見のない心<ruby>オープンマインド</ruby>でじっくり考え，自分の気持ちを傷つけた相手もまた，惨めな気持ちになっているのだろうかと思えるようになります。結局，相手も自分とまったく同じように，幸せで安全で安心していたいと思っているのです。このように考えることで，子どもたちは他者に対する共感と思いやりをもちやすくなり，自分に対する思いやりももちやすくなります。見晴らしの利くところに立つことで，それまでよりはっきりと見えるようになり，今起きていることがなんであれ，それは常に変化し，互いに依存し合っていること，無数の原因と条件（原因と結果）があって生じたものであることがわかるようになります。より良いバランスのこの視点をもつことで，悪い目は誰にも出ることを受け入れ，良い目も出ることを感謝できるようになります。感謝のフィードバック・ループが生まれるのはこのあとです。感謝の気持ちを感じるようになればなるほど，子どもたちは幸せになり，幸せになればなるほど，感謝の気持ちは大きくなります。

　子どもたちは次のゲームで，一歩下がり，それによって広がったものの見方で自分の課題を眺めるよう励まされます。ここでは，自分を悩ませる事柄と自分を幸せな気持ちにする事柄を挙げながら，小さなボールを相手に転がします。2人でペアになってやることもできますし，多人数で丸く座ってやることもできます。

それでもわたしはラッキー

ボールを相手に向けて転がしながら，自分を悩ませることと幸せな気持ちにすることを挙げていきます。

ライフ・スキル 見る，リフレーミングする　　対象年齢 全年齢層

ゲームの進め方

1. これからこのボールを互いに転がし合います。あなたの番になったら，今あなたを悩ませていることをひとつ，言ってください。それからボールを転がし，同じ話題のポジティブなことを何か言いましょう。

2. わたしからやりますよ。「今夜，勉強しなくちゃいけないから試合を見に行かれない」
相手の子どもにボールを転がしながら，「それでも，ほかのときには行けたから，ラッキー」と言います。

3. 今度はあなたが何か言って，ボールを転がしてこっちに戻してください（たとえば，「今日は妹がわたしの邪魔ばかりしていた。それでも，この妹がいるのはラッキー」）。
ゲームを続けながら次第にペースを上げていけるよう，子どもをリードしましょう。

　心や体が傷ついたり，誤解されたりしたとき，叡智と思いやりに満ちた世界観を貫いているさまざまなテーマに励まされて，子どもたちは状況を深く掘り下げ，自分の動機を思い出します。古代東洋の叡智を西洋人にもわかりやすいものにしたことで有名な瞑想指導者ゾクチェン・ポンロップ・リンポチェは，著書 *Rebel Buddha* のなかで，以下のように説明しています。

　「ゆえに，これによって，わたしたちがどれだけ真剣であるか，どれだけ遠くまで行こうとしているかが真に試されることになります。助けようとした人に攻撃されているとき，わたしたちはそれでも利他的な動機をもちつづけることができるでしょうか？　我が身の弱さを感じ，他者

の批判にさらされていると感じたとき，先制攻撃を仕掛ける戦略に戻ることはないでしょうか？　すべてを決定するのは，今まさに直面している大きな戦いではありません。恐れることなく心を開く勇気と意欲が試されるのは，日々の生活のなかで，もっともシンプルでありきたりな困難に遭遇したときです。……うまくいくこともあれば，失敗することもありますが，当初の意図に立ち戻りつづけるかぎり，それは，超越的実践の本質なのです」この超越的実践は何世紀もの間，自由に至る小道として提供されつづけています。

　自由は一瞬だけ輝く閃光ではありません。自由はたいていの場合，あのライオンや年寄りのハチドリ，青いちびっこ機関車，人参の種を蒔いた男の子によって具現化されている，目立たない恒常性のようなものです。ケニヨン・カレッジ学位授与式のスピーチで魚の話（第Ⅱ部冒頭に掲載）をしたデイヴィッド・フォスター・ウォレスは，卒業生たちにこんな話もしました。「自由には，ありとあらゆる種類があります。もっとも貴重な種類の自由については，勝利と達成と誇示に満ちた偉大なる外界で語られるのを聞くことはあまりないでしょう。真に重要な種類の自由は，注意，気づき，自制，努力を包含し，心から他者を気遣うことができ，他者のために毎日何度でも，性的特徴のない無数のきわめてささやかなやり方で，誠実に自らを犠牲にすることができます」

　マインドフルネスと瞑想によって自由に至る道は，ウォレスが学位授与式のスピーチで指摘した注意，気づき，自制，努力，犠牲だけでなく，本書で熟考を続けている他のテーマも必要としています。わたしはこの道を，「勝利と達成と誇示」に関するものとして説明するつもりはありませんし，時には，この道を歩むことでへとへとになることもあります。でも，自由に至るこの道はわたしの心を浮き立たせてもくれます。そして，ひと呼吸するたびに，一歩進むたびに，一瞬ごとに，ひたすら発見されるのを待つ不可思議と喜びがあることをわたしに示し，まさか叶うとは思っていなかった幾分かの心理的自由をわたしに差し出しつづけてくれています。このことに，わたしは永遠に感謝しつづけます。

つながる

おわりに

　本書には情報が盛り込まれすぎていると感じられる向きもあるかもしれません。特に，マインドフルネスと瞑想は初めてという方にはそう感じられることでしょう。そこで，ちょっとしたヒントのリストと，よくある質問とその回答を掲載することにしました。だた，そちらへ進む前に，いったん足を止めてお聞きいただきたいことがあります。子どもたちや家族にマインドフルネスと瞑想を教える際，とりわけ言葉にしづらい考えを教える際に，ストーリーには力があることをよくよく心していただきたいということです。

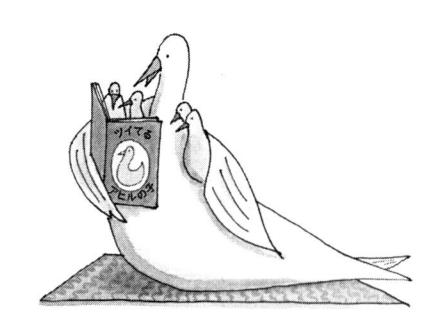

ストーリーを語ることに不慣れなら，お子さんの本棚から始めるといいでしょう。特にお勧めしたいのは，マインドフル・ゲームをしながらあなたが熟考しつづけてきた普遍的なテーマを教えている絵本です（テーマのリストは巻末にあります）。そうしたテーマに慣れ親しむにつれて，自分に投げかけられる日々の難題や，理解しがたい人生の不可思議のなかに，それらが埋め込まれていることに気づきはじめるはずです。あなたの難題や不可思議はやがて，マーケットに買い出しにいく途中や，学校に子どもたちを迎えに行った帰り道，疲れて騒ぐきょうだいがけんかをしたときの仲裁で，あなた自身がさまざまなストーリーを語るときの貴重な素材となり，すべてがマインドフルネスの教訓を生み出すことでしょう。自分の家族の体験から引き出すそうしたストーリーには，特に力があります。それらには，模倣できないレベルの直接性と信憑性があるからです。では一番良いのはどういうところでしょうか？　毎日，そういう良いことだらけだというところです！

マインドフル・ゲームを指導するときのヒント

- 心地よく座ったり横になったりでき，邪魔が入ることのない比較的静かな場所を見つけましょう。
- ゲームを進める前に，自分自身でそのステップをひととおり踏み，その感触をつかみましょう。
- ゲームを進めるときは，普段話している声で話し，自分自身の言葉を使いましょう。
- 瞑想する際，集中しようとする気持ちが強すぎて筋肉が固まってしまう子どももいれば，リラックスのしすぎで，丸くなって眠ってしまう子どももいるため，折に触れ，背筋を伸ばして体の力を抜いた状態を保つよう，子どもたちに注意しましょう。
- 感じ方に良し悪しはないことを，子どもたちに思い出させましょう。
- 目を閉じてするほうが簡単にできるゲームの場合でも，目を閉じる

と落ち着かないという子どももいるため，無理やり目を閉じさせないことです。そういう場合には，自分が目を開けたままで部屋の番をしていることを思い出させてあげると，役に立ちます。

- ゲームに対する反応は子どもによって異なるでしょうし，ある子どもにはすんなり取り組めたゲームも，ある子どもには難しいというケースもあるでしょう。子どもが居心地が悪いと感じているなら，そのゲームを無理強いすることはありません。同種のライフ・スキルとテーマを探る別のゲームに切り替えましょう。

- いずれのゲームにも，年齢に関係なく誰にでも役立つマインドフルネス中心の方略が含まれています。年長の子どもやティーンエイジャーが，低年齢の子ども向けの活動に惹きつけられたとしても，また，低年齢の子どもが，手に負えないはずのゲームを喜んでやっていたとしても，驚いてはいけません。

よくある質問とその回答──マインドフルネスと瞑想

マインドフルネスの要点を簡潔に説明していただけますか？

　もっともよく知られたマインドフルネスの簡潔な定義は，ジョン・カバット・ジンのマインドフルネス・ストレス低減法（MBSR）由来のものです。すなわち，「現時点に焦点を定め，価値判断を下さず，意図的に注意を払うこと」です。

子どもはどのようにして，判断を下さずに自分の思考や感情に注意を払うのでしょうか？

　自分がどう感じているかに気づいた子どもには，以下のような優しい内的な声を活用してほしいと思います。「今じっと座っているのはとてもつらい。でも大丈夫。誰だって，こんなふうに感じることもあるさ。ぼくはここに座っていて，自分の体と，自分が持っている全エネルギーを感じることができる──呼吸が速くなって，心臓の鼓動が速くなってい

るのを感じることができる——大きく息をして，いろんな音をじっと聴き，自分がどう感じているかに気づくことができ，大丈夫でいられる」

マインドフルネスと瞑想の違いは何ですか？

マインドフルネスという言葉は，古代インドの言語であるサンスクリットとパーリ語で，「憶えていること」と定義されています。注目の対象を憶えている，という使い方をするときの「憶えている」です。瞑想という言葉は，黙想の流儀によってさまざまに定義されていますが，チベット語で瞑想に当たる言葉は，心のなかの活動に自分自身を慣れ親しませるという使い方をするときの「慣れ親しませること」という意味です。そこで，2つの違いを簡単に言うと，瞑想は，心と直接取り組むことによって心に慣れ親しむ方法であり，マインドフルネスは，自分の心がどこにあり，今この瞬間にどういう状態にあるかを知ること，となります。

マインドフルネスは子どもが落ち着くのに役立ちますか？

わたしたちが子どもに望むのは，その瞬間にどう感じているかに気づくことであって，感じ方を変えることではありません。このようにして行なうマインドフルネスでは，子どもはしばしば，それ以前よりは気持ちが落ち着き，リラックスできたと感じますが，いつも必ずそうなるとは限りません。

「呼吸を感じる」と「呼吸に気づく」の違いは何ですか？

マインドフル・ゲームを思考から離し，感覚的体験に近づけるための方法として，自分の呼吸を感じるよう，子どもを励まします。呼吸に気づくように，と言うことはありません。

おわりに

よくある質問とその回答
──マインドフル・ゲームを子どもと始める方法

どのように始めたらいいのでしょうか？

　自分自身が楽しめて役立つと思ったマインドフルネスの練習があると思いますが，それを子ども向けにやさしくしたものを使って始めることをお勧めします。マインドフルな傾聴があなたの心に響いたのなら，「消えていく音」，「今聞こえたのは何？」，「呼吸を数える」など，傾聴を扱うマインドフル・ゲームを使って子どもたちの指導を始めましょう。

わたしの場合，あまり時間がなく，瞑想も始めたばかりなのですが，どのように始めたらいいでしょうか？

　自分自身のマインドフルネスと瞑想の練習に時間を使うことです。短い気づきの瞬間が頻繁にあるものから始めてください。たとえば，「立ち止まって自分の呼吸を感じる」や「休みながら注目する」ですが，これらのゲームでは，いろいろな生活体験を，理解しようという意図をもって，そっと見つめます。それらを判断したり，変えようとしたりしてはいけません。このように頻繁にある短い気づきの瞬間は，比較的迅速に，あなたの行動やものの見方に意味のある変化をもたらすことができます。こうした変化が起きると，マインドフル・ゲームをリードしやすくなり，それらに織り込まれているライフ・スキルやテーマの理解も進みます。

わたしはマインドフルネスと瞑想をいくらか経験していますが，それほど多く経験しているわけではありません。どのように始めたらいいでしょうか？

　子どもには，本物を嗅ぎ当て，偽物を疑う鋭い能力がありますが，自分にとってこれは真実だというものを教えるなら，大丈夫でしょう。たとえば，もしゲーム「立ち止まって自分の呼吸を感じる」が，あなたの心を落ち着かせるのに役立つなら，それを子どもたちに教えましょう。

おわりに

もし今という瞬間の感覚的体験に注意を移すことが心配や不安を弱めるのに役立つのなら，その方略を子どもたちに教えましょう。

よくある質問とその回答──マインドフル・ゲームの進め方

どれくらいの時間をかけてやれば充分ですか？ また，頻度はどれくらいですか？

子どもの場合，マインドフルネスを役立てようとして長時間練習する必要はありません。とにかく，着実にやることです。短い気づきの瞬間を日常生活のなかに頻繁に取り入れましょう。そして，繰り返しが重要だということを忘れないでください。

子どもは毎日瞑想するべきですか？

子どもが座位で行なう正式の瞑想を毎日練習するというのは，非現実的です。試してみるよう励ましはしても，決して強要してはいけません。

子どもが瞑想を日常生活に取り入れられるようにするには，どう手助けしたらいいですか？

子どもの機械的な行動を頻繁にさえぎり，短い気づきを促すようにするといいでしょう。たとえば，子どもがドアを開けるとき，手で触れるドアノブがどういう感触かに注目するよう言います。あるいは，靴下をスローモーションで履いてごらんと言います。また，子どもが誰かや何かにぶつかったら，「進むほうをちゃんと見て！」と叫ぶのではなく，「立ち止まって，今している自分の呼吸を感じてごらん」とか，「ナマケモノのようにゆっくり動いてみて」などと言うといいでしょう。

マインドフルネスや瞑想について，子どもに語ってもらうようにするには，どうしたらいいでしょう

　マインドフル・ゲームをしたあと，子どもと共に気持ちを整え，自分の体験や感じ方をあなたに話せるようにすると，子どもの助けになります。経験から言いますと，ゲームと，子どもが自分の感じ方を説明する機会との間に，できるかぎり言葉を差しはさまないことです。

語りかけのポイント というのは何ですか？

　語りかけのポイント は，数多くのゲームの進め方のなかに追加されています。そのゲームで探求するテーマやライフ・スキルについて，また，そうしたライフ・スキルやテーマが子どもの日常生活でどう役立てられるかについて，会話を速やかに始められるよう，設計されたものです。進め方のなかに挙げてある 語りかけのポイント をすべて使って語りかける必要はありません。また，遠慮なく，あなたなりのものに差し換えていただいてもかまいません。

よくある質問とその回答——障害物を避けて進む方法

渋る子どもをマインドフルネスに引き入れるにはどうしたらいいですか？

　低年齢の子どもをゲームに誘うときは，「ジッパーを閉じる」，「ゆっくり，のんびり，おっとり」，「風船になる腕」など，動きの多いマインドフル・ゲームの進行役を頼むといいでしょう。ゲームの進行役は，子どもをゲームに引き入れるのに役立つだけでなく，子どもが自信をつけるのにも役立ちますし，複数の子どもが参加する場合には，人前で話す練習の機会にもなります。

　年長の子どもやティーンエイジャーには，「自分の足を感じる」，「マインドフルに待つ」，「一度に少しずつ」などのゲームを勧めて，短い気づきの瞬間を頻繁にもつ練習をするよう励まします。

マインドフルネスが「うまくいっていない」と感じてイライラしている子どもには，どう言葉をかけたらいいですか？

　たいていの場合に役立つのは，マインドフルネスと瞑想に関するあなた自身の課題（誰もが経験してきたもの）について話してあげることです。でも，取り上げるのは必ず，比較的ささいな基本的課題に留め，深刻で大きな問題は避けてください。これはとても重要なことです。というのも，子どもたちにこちらのケアをしてほしいというメッセージをうっかり送りたくないからです。送りたいのはそれとは逆のメッセージです。

子どもたちが騒いで邪魔をするようなときは，どうしたらいいでしょう？

　子どもが自分の体や声をコントロールできなくなったら，互いに敬意をもって話したり行動したりできるようになるまで，ひと休みするよう言い，準備ができたらいつでもまた参加できることを念押ししておきます。ゲームや活動によっては——特に集中を必要とするようなものは——イライラの原因になりうるので，子どもにはときどき休憩が必要になるのは当然です。

子どもが不適切な時や場所で，要注意な話題を出してきたら，どうしたらいいでしょう？

　子どもの関心をきちんと認めてから，会話のトーンと話題を変えます。必ずあとで，当の子どもと個人的にその話題について考えるようにしてください。

おわりに

謝辞

　アンナカ・ハリスには，本書とこのあとに掲載した付録において，編集者以上の役割を担っていただきました。本当にありがとうございます。彼女とわたしは，エージェントのエイミー・レンナートが本プロジェクトを出版にまで導いてくださったことに深く感謝しています。コートランド・ダール，スー・スモーリィ，サム・ハリス，アンナ・マクドゥネル，セス・グリーンランドには，初期の草稿を読んでいただき，コメントを頂戴しました。マーク・グリーンバーグ，ジョゼフ・ゴールドスタイン，スーリャ・ダス，トルーディ・グッドマン，キャロリン・ジミアン，ジム・ジミアン，バリー・ボイス，スティーヴ・ヒックマン，マーク・ベルタン，タンディ・パークスには，諸々の質問に答えていただき，さまざまなアイディアについて共に検討していただきました。ダイアナ・ウィンストンとマーティン・マツィンガー，そのお子さんマイラ・マツィンガーには，「マイラのゲーム」をシェアしていただきました。本書は，上記の親しい同僚や友人たちの叡智と洞察に満ちた貢献のおかげで，たいへん中身の濃い，はっきり言って非常に良いものに仕上がりました。

　リンゼイ・デュポンには楽しい挿絵を描いていただき，スージー・トートラには，特に低年齢の子ども向けのゲームのいくつかに動きを織り込むのを早期に手伝っていただきました。ありがとうございます。

　ベス・フランクルとシャンバラ・パブリケーションズのチームの皆さんは，本書ができるだけ広い読者層向けになるよう，わたしに力を貸してくださいました。皆さんの忍耐と励ましに感謝しています。

わたしは，非宗教的なマインドフルネスをどのようにして子どもや家族に伝えるかについて，親や教師や臨床医をトレーニングする傍ら，10年近くかけてそのマニュアルを作成しました。本書は，800ページ以上あるそのマニュアルを統合したものです。この過程では，実に多くの人たちがわたしを支えつづけてくださいました。すべてのお名前は挙げきれませんが，以下に一部なりと書きおきたいと思います。

　ジャック・コーンフィールド，シャロン・サルズバーグ，スーリャ・ダス，B・アラン・ウォレス，ゲイ・マクドナルド，トルーディ・グッドマン，ダイアナ・ウィンストンはすばらしい瞑想指導者であり，「インナー・キッズ」プロフェッショナル・トレーニング・プログラムのアドヴァイザーを快く承諾してくださいました。このように支えていただいたことを心より感謝すると共に，たいへん光栄に思っています。

　ダニエラ・レイブラ，リャン・レッドマン，ダニエル・レヒトシャッフェン，タンディ・パークスは，さまざまな「インナー・キッズ」トレーニングで共に指導している優れた同僚たちです。皆さんの友情とすてきなユーモア，実践の取り組みに感謝しています。

　ミッシェル・リマントウル，ニック・シーヴァー，リーサ・ヘンソン，スー・スモーリィ，チャーリー・スタンフォード，シェリー・ソウウェル，ジェニー・マンリゲス，デブ・ウォルシュ，メアリー・スウィート，メリッサ・ベイカーは，「インナー・キッズ」プログラムの開発段階でおおいに助けていただきました。ありがとうございます。

　「インナー・キッズ」トレーニングに参加し，現在はそれを前進させて自らの仕事とされている皆さんは，たくさんの子どもたちやティーンエイジャー，家族にマインドフルネスを伝えてくださっています。そのエネルギーに心から感謝しています。

　最後に，思いやり深くわたしをケアし，指導してくださったすべての皆さんに感謝の意を表します。とりわけ，ツォキニ・リンポチェとヨンゲイ・ミンゲール・リンポチェには，例えようのないほど有意義な種々の形でわたしを鼓舞していただきました。ご兄弟に深い感謝の意を捧げます。

謝辞

監訳者あとがき

　東南アジアのテーラワーダ仏教に源を発するマインドフルネスは日本にもすっかり定着した。書店にはマインドフルネスのコーナーが設けられ，マスコミでは公共放送までがその効果について喧伝している。これまで一握りの人たち以外には見向きすらされなかった仏教瞑想が「非宗教化」されてマインドフルネスとなり，仏教国の日本でブームとなったのは正直驚きである。欧米から逆輸入されたこと，仏教から一歩距離を置き，健康管理や自己啓発の手段として紹介されたことが成功につながったのであろう。マインドフルネス・ストレス低減法（MBSR）やGoogleの〈サーチ・インサイド・ユアセルフ〉による人材研修がその証しである。マインドフルネス導入の経緯はともあれ，日本社会への浸透とその受容は喜ばしいことである。

　しかしながら現在のマインドフルネスの大半は成人や社会人を対象にしており，子どもや若年層への対応は残念ながら立ち遅れている。小学校低学年の児童から中学，高校生のティーンエージャーにまでマインドフルネスを教えるにはどうすればよいのか？　指導に際してどのようなテーマに着目するべきか？　どういったスキルが適切か？　言語よりもボディを中心としたアプローチは可能か？　など一連の疑問はこれまで等閑に付されてきた。

　本書はこうした問いに明快な回答を示し，しかもゲームの活用という，これまでのマインドフルネス実践と指導には見られなかった画期的な手段を紹介した入門書である。

著者のスーザン・グリーンランド氏は「著者紹介」のページにも記されているように，もともと弁護士であった。チベット瞑想の訓練に勤しみ，弁護士職を辞退して，マインドフルネスの教師／トレーナーに転向したのである。マインドフルネスが彼女に与えた影響が窺えると同時に，行動力と信念の強さに驚かされる。しかも教える対象は企業や組織で働くハイパワーで高収入を得るプロフェッショナルではない。学校に通い，コミュニティに集う子どもやティーンエージャーに対象を絞ったことには敬服の念を覚える。この体験とコミットメントとが子どもたちのマインドフルネス実践についての，これまでに例を見ない一冊の誕生となったのである。

＊

本書ではマインドフルネスを6種類の「ライフ・スキル」（集中する，鎮める，見る，リフレーミングする，ケアする，つながる）に分類して解説しているが，これは仏教の捨（*uppekhā*）の構成要素であるとみなしてよい。日本語の漢字のニュアンスとは異なり，「捨」とはいかなる状況でも平静を保ち，時と場に応じて正しい行動をとることである。あたかも馬車を操る御者が巧みに馬を扱うように心を制御せよ，と仏典は記しているが，これを実現させるための具体策がこの6種のライフ・スキルなのである。ライフ・スキルを習得し実践するのは容易ではなく，大人でも苦労することは言うまでもない。スキル（技術）はどのようなものであれ，その習得には反復練習が必須であり，それによって達成される。ライフ・スキルも然りである。こう考えると脳機能の柔軟な少年少女にマインドフルネスのスキルを教え，薦める価値が一目明瞭となる。

マインドフルネスによるライフ・スタイルの実践により，児童やティーンエージャーたちはどのような感想を抱き，変化を示すのであろうか？これは興味深いテーマであり，読者のなかには関心を寄せておられる方もいるのではなかろうか。現時点では次のことが判明している（Keating, 2017）。

226

- 自己の体験を重んじるようになる
- 自己および他人に内在するプラス面を認識する
- 精神（信仰）性が豊かになる
- 落ち着きと優しさを育成する

　要するに，〈集中する〉，〈鎮める〉，〈見る〉，〈リフレーミングする〉，〈ケアする〉，〈つながる〉というライフ・スキルの習得は，子どもたちに自己および他人に対する信頼感を養い，内省力に基づいた行動を促進させることにつながるのである。これは「捨」のねらいとするところにほかならない。

　本書『マインドフル・ゲーム』は子どもとティーンエージャーを対象にしているが，本書に記された「ゲーム」は大人にも応用できることはもちろんである。対象年齢のコラムに「全年齢層」と特定されたアプローチは，実践者の年齢，マインドフルネスの体験レベルに関係なく誰にでも実行でき，個人，家族，グループでの応用も可能である。マインドフルネスは多様性に富む。本書を片手にさまざまなマインドフル・ゲームを体験し，味わい，楽しんでいただきたい。こうすることによって「捨」は自然に身についてゆくのである。

　あとがきを締めくくりにあたり，本書の翻訳について一言触れておきたい。外国語の書籍を訳すのは単に異国語の文章を日本語に置き換える作業ではない。『マインドフル・ゲーム』の原著は英語であるが，そこに記された内容をニュアンス，語調，文体，文化的背景，著者の意図に照らし合わせて的確に理解し，それを日本語に訳出するのである。これが翻訳であり，いわゆる英文解釈とは大きく異なる点である。浅田仁子さんの手になる本書は非の打ち所のない翻訳であり，わかりやすく，原書の情報と趣きとが見事に表現されている。マインドフル・ゲームとともにこなれた文章を楽しんでいただきたい。

　最後に本書の翻訳出版というアイデアを引き受け，可能にしてくれた金剛出版編集部の朋友藤井裕二氏に心から御礼を申し上げる。これまで

通り，藤井氏の名編集が本書にも反映されていることは繰り返すまでも
ない。本書が多くの人に「捨」をもたらすことを願いつつ……

2018年3月20日

メリーランド州シルヴァースプリングの寓居にて
大谷 彰

文献

Keating, N. (2017) How children describe the fruits of meditation. Religions 8 ;
　261-271.

付録

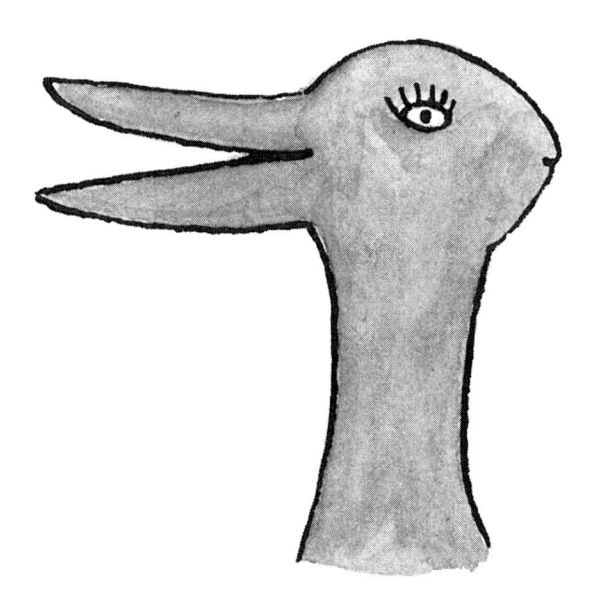

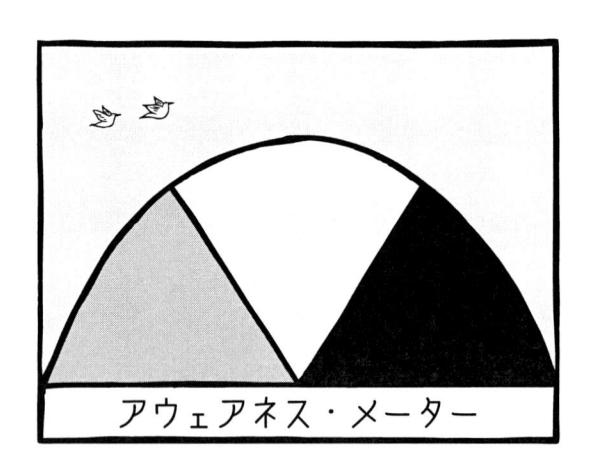

アウェアネス・メーター

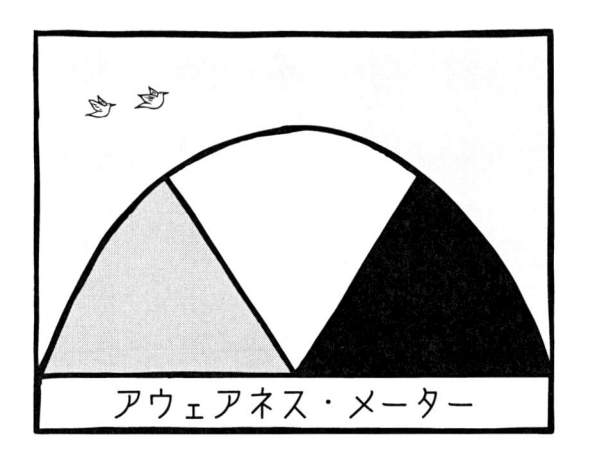

アウェアネス・メーター

付録

テーマ一覧

次のテーマ一覧では，マインドフルネスの機能を憶えておくことに同意するしるしとして，各説明に「自分に言い聞かせます」という言葉が入っています。たとえば，受容，感謝，注意などのテーマについて，子どもに気づかせるという方法は，ある特定の形で話したり行動したりするよう指示を与えるよりも，マインドフルネスと瞑想の実践にふさわしいと感じられるからです。

受容	感謝
わたしには，今というこの瞬間に通じる原因や条件をすべて知ったりコントロールしたりすることはできません。わたしはこのことを自分に言い聞かせます。でも，自分の動機は，自分でコントロールできることのひとつです。わたしは，叡智と思いやりに満ちた方法で語り行動するよう，最善を尽くすことができます。	自分の人間関係や健康，さまざまな良い体験，身の回りの品々，自然界に感謝することを思い出すとき，感謝は幸せの原因であり結果であると，わたしは自分に言い聞かせます。
注意（フラッドライト）	注意（スポットライト）
わたしは，自分の内面や周囲で今起きていることを偏見のない心（オープンマインド）で調べられるよう，それには反応しないでいることができます。わたしはこのことを自分に言い聞かせます。	わたしは，自分がどこに注意を向けるかを選ぶことができ，そこに注意を向けつづけることができます。わたしはこのことを自分に言い聞かせます。

心の波長合わせ 　他者をよく見て理解し，他者には，見てもらっている，理解してもらっていると感じてもらうために，わたしは他者の言動をよく見，よく聴き，感じ取り，解釈し，それに応答することができます。わたしはこのことを自分に言い聞かせます。	**因果** 　自分の言動は他者やこの地球に影響を与え，他者の言動はこの地球や自分に影響を与えます。わたしはこのことを自分に言い聞かせます。
明晰さ 　わたしは，自分の内面や周囲で今起きていることをはっきり見るために，一歩下がり，偏見のない心で全体像を眺め，結論に飛びつかないよう，自分に言い聞かせます。	**思いやり** 　わたしは，ある事柄が相手の観点からはどう見え，どう感じられるかを理解し，その相手に叡智と思いやりをもって対応することができます。わたしはこのことを自分に言い聞かせます。
叡智から生まれる自信 　わたしは不快な状況や感情に耐えることができ，どのような状況においても明晰な思考と優しい気持ちをもちつづけることができます。わたしはこのことを自分に言い聞かせます。	**識別力** 　複雑な状況に対応したり，それを判断したりする前に，今起きていることと自分の取りうる対応は，相手やこの地球や自分自身にとって有用なのかをじっくり考えるよう，わたしは自分に言い聞かせます。
共感 　わたしはいかなる状況からも一歩下がり，相手の観点からそれを眺め，相手がどう感じるかを想像できます。わたしはこのことを自分に言い聞かせます。	**万物は変化する** 　万物は，来ては去り，常に流転しています。わたしはこのことを自分に言い聞かせます。

相互依存 　今この瞬間に起きていることは，相互に依存する無数の要因の結果であり，そうした要因には，自分が知っていることも知らないこともあり，なかには，まったく自分ではコントロールできないものもあります。わたしはこのことを自分に言い聞かせます。	**喜び** 　喜びと幸せの条件は常にここにあり，それらはごく自然に発生していて，わたしはいつでもそれらにアクセスすることができます。わたしはこのことを自分に言い聞かせます。
親切心 　自分がしていることについて，結果よりも良い点に焦点を絞るよう，わたしは自分に言い聞かせます。	**動機** 　何かをしたり言ったりする前に，なぜ自分がそうしようとしているのかについてよく考え，自分の目的が叡智と思いやりに満ちたものであることを確認するよう，わたしは自分に言い聞かせます。
偏見のない心^{オープンマインド} 　互いに違っているように見えることでも，何かしら共通点があること，どんなストーリーにも複数の面があることを，わたしは自分に言い聞かせます。	**忍耐** 　自分自身の努力や他者の努力の結果を見るまでには，しばしば時間がかかるものだと，わたしは自分に言い聞かせます。
今この瞬間 　今起きていることをよく見，よく聴き，それに充分取り組めるよう，わたしは今この瞬間から脱線しないようがんばることができます。わたしはこのことを自分に言い聞かせます。	**行動の自制** 　ストレスを感じていたり，ひどく興奮していたり，動揺していたりしても，わたしは心を鎮めることができ，状況への対応はじっくり考えたあとにすることができます。わたしはこのことを自分に言い聞かせます。
黙想的自制 　わたしは強烈な感情に耐えることができ，自分の考えや感情，感覚に応答するのを控えることができます。わたしはこのことを自分に言い聞かせます。	**自分への思いやり** 　自分が考え，感じ，話し，行なうことを，叡智と思いやりに満ちた観点から眺め，自分の考えや感情に，叡智と思いやりをもって対応するよう，わたしは自分に言い聞かせます。

ゲーム・リスト

参考文献

Ⅰ　鎮める

"Goldilocks and the Three Bears"『さんびきのクマ』は英国の民話から（邦訳は金の星社など）

Siegel, Daniel J.（1999）*The Developing Mind: Toward a Neurobiology of Interpersonal Experience*. New York: Guilford.

Hanson, Rick, and Richard Mendius（2009）*Buddha's Brain: The Practical Neuroscience of Happiness, Love, and Wisdom*. Oakland, CA: New Harbinger Publications.（菅 靖彦＝訳（2011）ブッダの脳．草思社）

第1章　意識して呼吸する

クリストファー・ロビンの引用句は大方A・A・ミルンのものだが，ディズニー映画「くまのプーさん——クリストファー・ロビンを探せ！」から来ているようである。その心情は，ミルンの原作と同様の概念に基づいている。

Goleman, Daniel（1995）*Emotional Intelligence*. New York: Bantam.（土屋京子＝訳（1998）EQ こころの知能指数．講談社）

Tortora, Suzi（2006）*The Dancing Dialogue: Using the Communicative Power of Movement with Young Children*. Baltimore: Paul H. Brookes.

第2章　注意を固定しておくアンカー

Neff, Kristin, and Christopher Germer（2016）*Mindful Self-Compassion*. Accessed January 7, 2016. www.mindfulselfcompassion.org.

Germer, Christopher K.（2009）*The Mindful Path to Self-Compassion: Freeing Yourself from Destructive Thoughts and Emotions*. New York: Guilford.

Levine, Peter A., and Maggie Kline（2008）*Trauma-Proofing Your Kids: A Parents's Guide for Instilling Confidence, Joy, and Resilience*. Berkeley, CA: North Atlantic.

Tsokyni Rinpoche and Eric Swanson（2012.）*Open Heart, Open Mind: Awakening the Power of Essence Love*. New York: Harmony

Tsokyni Rinpoche（2015）"How to Drop into Your Body and Feelings." *Lion's Roar*, August 24, 2015.

Ⅱ 見る＆リフレーミングする

Wallace, David Foster（2009）*This Is Water: Some Thoughts, Delivered on a Significant Occasion, about Living a Compassionate Life*. New York: Little, Brown.

第3章　偏見のない心（オープンマインド）

父親と息子と馬の話は中国の故事から。

Goldstein, Joseph（2010）"One Dharma." on "*The Buddha*: A film by David Grubin" web page, PBS, April 20, 2010. Accessed January 7, 2016. www.pbs.org/thebuddha/blog/2010/apr/20/one-dharma-joseph-go

Kabat-Zinn, Myla, and Jon Kabat-Zinn（1997）*Everyday Blessings: The Inner Work of Mindful Parenting*. New York: Hyperion.

His Holiness the Dalai Lama (2011) *Beyond Religion: Ethics for a Whole World*. Boston: Houghton Mifflin Harcourt.（下村満子＝企画・監修（2012）ダライ・ラマ 宗教を越えて．サンガ）

Harris, Annaka（2013）*I Wonder*. Illustrated by John Rowe. Los Angeles: Four Elephants.

Rosenthal, Amy Krouse, and Tom Lichtenheld（2009）*Duck! Rabbit!*. San francisco: Chronicle.（今江祥智＝訳（2010）アヒルだってば！　ウサギでしょ！．サンマーク出版）

第4章　感謝の気持ち

Seuss, Dr.（1990）*Oh, the Places You'll Go!*. New York: Random House.（いとうひろみ＝訳（2008）きみの行く道．河出書房新社）

サルと狩人の罠の話の原典は，"Makkata Sutta: The Foolish Monkey." Translated by Andrew Olendzki. *Access to Insight*, 2005. Accessed January 18, 2016. www.accesstoinsight.org/tipitaka/sn/sn47/sn47.007.olen.html.

Iyer, Pico（2013）"The Value of Suffering." Editorial. *New York Times*, September 8, 2013.

Baraz, James（2010）"Frame It with Gratitude." *Huffington Post*, May 3, 2010. Accessed January 7, 2016. www.huffingtonpost.com/james-baraz/frame-it-

238

参考文献

with-gratitude_b_484722.html.

第5章　今起きていることに注意を向ける

Harris, Dan（2014）*10% Happier: How I Tamed the Voice in My Head, Reduced Stress without Losing My Edge, and Found Self-Help That Actually Works : A True Story.* New York: HarperCollins.（桜田直美＝訳（2015）10% HAPPIER ——人気ニュースキャスターが「頭の中のおしゃべり」を黙らせる方法を求めて精神世界を探求する物語．大和書房）

Ricard, Matthieu（2006）*Happiness: A Guide to Developing Life's Most Important Skill.* New York: Little, Brown.（竹中ブラウン厚子＝訳（2008）Happiness 幸福の探求——人生で最も大切な技術．評言社）

Dahl, Cortland J., Antoine Lutz, and Richard J. Davidson（2015）"Reconstructing and Deconstructing the Self: Cognitive Mechanisms in Meditation Practice." *Trends in Cognitive Sciences* 19, no.9: 515-23.

Greenberg, Mark. Personal interview, January 2, 2016.

Dahl, Cortland J. Personal interview, January 2, 2016.

Portis, Antoinette（2015）*Wait.* New York: Roaring Brook.（椎名かおる＝訳（2015）まって．あすなろ書房）

Hanh, Thich Nhat（2010）"Five Steps to Mindfulness." *Mindful,* August 23, 2010.

Kornfield, Jack（2008）*The Wise Heart: A Guide to the Universal Teachings of Buddhist Psychology.* New York: Bantam.

Killingsworth, Matthew A., and Daniel T. Gilbert（2010）"A Wandering Mind Is an Unhappy Mind." *Science* 330, no. 6006: 932.

Smalley, Susan（2016）Personal interview, January 1, 2016.

Sapolsky, Robert M.（2015）"The Benefits of Mind-Wandering." *Wall Street Journal,* June 19, 2015.

Ⅲ　集中する

Krauss, Ruth（1945）*The Carrot Seed.* Illustrated by Crockett Johnson. New York: Harper & Brothers.（小塩 節＝訳（2008）にんじんのたね．こぐま社）

Mingyur, Yongey, Rinpoche, and Eric Swanson（2007）*The Joy of Living: Unlocking the Secret and Science of Happiness.* New York: Harmony.

Salzberg, Sharon（2011）*Real Happiness: The Power of Meditation; A 28-Day Program.* New York: Workman.（有本智津＝訳（2011）リアルハピネス——28日間瞑想プログラム．アルファポリス）

Piper, Watty（2005）*The Little Engine That Could.* Illustrated by Lois Lenski. New York: Philomel.（きたむらまさお＝訳（1990）ちびっこきかんしゃくん．大日本絵画）

第6章　マインドフルな呼吸

Chödrön, Pema（1991）*The Wisdom of No Escape and the Path of Loving-Kindness.* Boston: Shambhala.

Chödrön, Pema, and Joan Duncan Oliver（2012）*Living Beautifully with Uncertainty and Change.* Boston: Shambhala.

Wallace, B. Alan（2005）*Genuine Happiness: Meditation as the Path to Fulfillment.* Hoboken, NJ: John Wiley & Sons.

——（2012）Personal interview, May 2, 2012.

第7章　注意のスポットライト

Olendzki, Andrew（2009）"Mindfulness and Meditation." In *Clinical Handbook of Mindfulness,* edited by fabrizio Didonna, 37-44. New York: Springer.

Gimian, Carolyn Rose（2015）Personal interview, December 16, 2015.

Flook, Lisa, Susan L. Smalley, M. Jennifer Kitil, Brian M. Galla, Susan Kaiser Greenland, Jill Locke, Eric Ishijima, and Connie Kasari（2010）"Effects of Mindful Awareness Practices on Executive Functions in Elementary School Children." *Journal of Applied School Psychology* 26, no.1: 70-95.

Galla, Brian M., David S. Black, and Susan Kaiser Greenland（2016）"Mindfulness Training to Promote Self-Regulation in Youth: Effects of the Inner Kids Program." In *Handbook of Mindfulness in Education: Integrating Theory and Research into Practice,* edited by Kimberly A. Schonert-Reichl and Robert W. Roeser. New York: Springer.

Carle, Eric.（2002）"*Slowly, Slowly, Slowly,*" *Said the Sloth.* New York: Philomel.（くどうなおこ＝訳（2003）ゆっくりがいっぱい．偕成社）

第8章　心穏やかに

Goodman, Trudy（2016）Personal interview, January 14, 2016.

Seppälä, Emma M（2014）"18 Science-Backed Reasons to Try Loving-Kindness Meditation!". *Psychology Today,* September 15, 2014.

240

参考文献

第9章　思考から離れる

Kabat-Zinn, Jon (2005) *Coming to Our Senses: Healing Ourselves and the World through Mindfulness*. New York: Hyperion.

Willard, Christopher (2016) *Growing Up Mindful: Essential Practices to Help Children, Teens, and Families Find Balance, Calm, and Resilience*. Boulder, CO: Sounds True.

Goodman, Trudy (2016) Personal interview, January 14, 2016.

IV　ケアする

軽業師と弟子の話の原典は, "Sedaka Sutta (2005) The Bamboo Acrobat". Translated by Andrew Olendzki. *Access to Insight*. Accessed January 18, 2016. www.accesstoinsight.org/tipitaka/sn/sn47/sn47.019.olen.html.

Thich Nhat Hanh (2011) *Your True Home: The Everyday Wisdom of Thich Nhat Hanh*, edited by Melvin McLeod. Boston: Shambhala.

第10章　それは役に立つ？

His Holiness the Dalai Lama (2011) *Beyond Religion: Ethics for a Whole World*. Boston: Houghton Mifflin Harcourt.（三浦順子＝訳 (2012) ダライ・ラマ 宗教を超えて. サンガ）

Bailey, Becky A (2001) *Conscious Discipline: 7 Basic Skills for Brain Smart Classroom Management*. Oviedo, FL: Loving Guidance.

Chödrön, Pema (1996) *Awakening Loving-Kindness*. Boston: Shambhala.

第11章　注意のフラッドライト

Mingyur, Yongey, Rinpoche, with Helen Tworkov (2014) *Turning Confusion into Clarity: A Guide to the Foundation Practices of Tibetan Buddhism*. Boston: Shambhala.

Trungpa, Chögyam, Rinpoche (2015) *Mindfulness in Action: Making Friends with Yourself through Meditation and Everyday Awareness*, edited by Carolyn Rose Gimian. Boston: Shambhala.

Greenberg, Mark (2016) Personal interview, January 9, 2016.

Das, Surya, Lama (1999) *Awakening to the Sacred: Creating a Spiritual Life from Scratch*. New York: Broadway.

―― (2012) Personal interview, March 27, 2012.

V　つながる

Dubuc, Marianne（2014）*The Lion and the Bird*. New York: Enchanted Lion.
「奏でられる音楽をそのまま流しておく」という表現は，チョギャム・トゥル
　ンパ・リンポチェの「ものごとはなるに任せておきなさい」という言葉への
　感謝の気持ちから使ったもの。この言葉が紹介されたのは，彼の著書 *Crazy
　Wisdom* edited by Sherab Chödzin. Boston: Shambhala, 1991.

第12章　上っ面より内実

Bailey, Becky A（2001）*Conscious Discipline: 7 Basic Skills for Brain Smart
　Classroom Management*. Oviedo, FL: Loving Guidance.
Winnicott, D.W.（1967）"Mirror-Role of the Mother and Family in Child Devel-
　opment". In *The Predicament of the Family: A Psycho-Analytical Symposium*,
　edited by P. Lomas. London: Hogarth Press, pp.26-33.
Epstein, Mark（2014）*The Trauma of Everyday Life*. New York: Penguin.
Portis, Antoinette（2006）*Not a Box*. New York: HarperCollins.（中川ひろたか
　＝訳（2007）はこははこ？．光村教育図書）
Banyai, Istvan（1995）*Zoom*. New York: Viking.（イシュトバン・バンニャイ
　＝著（2005）ズーム．ブッキング）

第13章　自由

ハチドリとゾウの話は，「空を支える」という中国の民話から。
Lyubomirsky, Sonja（2008）*The How of Happiness: A Scientific Approach to
　Getting the Life You Want*. New York: Penguin.
McLeod, Ken（2001）*Wake Up to Your Life: Discovering the Buddhist Path of
　Attention*. San Francisco: HarperCollins.
His Holiness the Dalai Lama（2011）*Beyond Religion: Ethics for a Whole World*.
　Boston: Houghton Mifflin Harcourt.（三浦順子＝訳（2012）ダライ・ラマ 宗
　教を超えて．サンガ）
侍と茶道の師匠の話は日本の民話から。
Seuss, Dr（1990）*Oh, the Places You'll Go!*. New York: Random House.（いと
　うひろみ＝訳（2008）きみの行く道．河出書房新社）
Ponlop, Dzogchen, Rinpoche（2010）*Rebel Buddha: On the Road to Freedom*.
　Boston: Shambhala.
Wallace, David Foster（2009）*This Is Water: Some Thoughts, Delivered on a
　Significant Occasion, about Living a Compassionate Life*. New York: Little,
　Brown.

著者紹介

　スーザン・カイザー・グリーンランドはマインドフルネスと瞑想の指導者で，1997年以降，チベット仏教の多くの師僧と共に瞑想を研究している。

　1988年から2005年までは顧問弁護士の職にあり，その間，ボランティアで非宗教的な瞑想を公立の学校を教える傍ら，「インナー・キッズ」プログラムを開発した。「インナー・キッズ」プログラムは，伝統的なマインドフルネスと瞑想を子ども向けに改作したハイブリッドで，教育に取り入れられた最初のマインドフルネスのプログラムである。スーザンとその夫で著述家のセス・グリーンランドは，非営利組織「インナー・キッズ・ファウンデーション」を創設し，2001年から2009年までロサンゼルス広域圏において，学校およびコミュニティを基盤としたプログラムを使って非宗教的なマインドフルネスを指導した。スーザンはその後，フルタイムで子どもや教師や親とのワークに取り組むため，弁護士の職を辞している。

　スーザンはかつて，カリフォルニア大学ロサンゼルス校（UCLA）マテル・チルドレンズ・ホスピタル内小児科ペイン・クリニックの臨床チームに属していて，教育に及ぼすマインドフルネスの影響についてUCLAが実施した調査研究に共同調査員として参加し，子どもと養育者のためのマインドフルな食事に関する調査にも協力した。小学校向け「インナー・キッズ」プログラムの研究は，『ジャーナル・オヴ・アプライド・スクール・サイコロジー』に発表されている。

さらに，スーザンは，『ニューヨーク・タイムズ』,『ロサンゼルス・タイムズ』,『シカゴ・トリビューン』,『ワシントン・ポスト』,『USA トゥデイ』,『リアル・シンプル』,『ペアレンツ・マガジン』など，数多くの新聞や雑誌で紹介されているだけでなく，『ハフィントン・ポスト』その他にも記事を書いてきた。現在は，非宗教的なマインドフルネスを子どもや家族と共有することをテーマに，著述家，講演者，教育者として米国内外で活躍している。

　スーザンとセスはカリフォルニア州ロサンゼルス在住で，成人した子どもが2人いる。

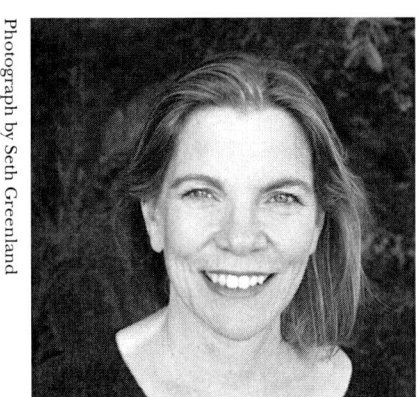

Photograph by Seth Greenland

著者紹介

監訳者 **大谷 彰**
おおたに あきら

大阪市生まれ。上智大学外国語学部英語科を卒業し，ウェスト・バージニア大学大学院にてカウンセリング心理学を修める（教育学博士）。ジョンズ・ホプキンス大学大学院准教授，メリーランド大学カウンセリングセンター・シニアサイコロジストを経て，2008年よりメリーランド州都アナポリスにあるSpectrum Behavioral Health のサイコロジストとして現在に至る。この間メリーランド州臨床心理士委員会副議長，米国臨床催眠学会常任理事，関西学院大学客員教授などを務める。

著書に『カウンセリングテクニック入門』（二瓶社・単著），『マインドフルネス入門講義』（金剛出版・単著），『マインドフルネス実践講義』（金剛出版・単著），『現代催眠原論』（金剛出版・共著），『マインドフルネスと催眠──瞑想と心理療法が補完しあう可能性』（サンガ・共著），訳書に『催眠誘導ハンドブック──基礎から高等テクニックまで』（金剛出版），『わかりやすい認知療法』（二瓶社・監訳）などがある。

訳者 **浅田仁子**
あさ だ きみ こ

静岡県生まれ。お茶の水女子大学文教育学部文学科英文科卒。社団法人日本海運集会所勤務，BABEL UNIVERSITY 講師を経て，英日・仏日の翻訳家に。

訳書に『サーノ博士のヒーリング・バックペイン』『RESOLVE』『ミルトン・エリクソンの催眠テクニックⅠ・Ⅱ』『ミルトン・エリクソン心理療法』『人はいかにして蘇るようになったのか』（春秋社），『パクス・ガイアへの道』（日本教文社），『山刀に切り裂かれて』（アスコム），『幸せになれる脳をつくる』（実務教育出版）などがある。

マインドフル・ゲーム

60のゲームで子どもと学ぶマインドフルネス

2018年7月15日　初刷発行
2024年3月1日　3刷発行

著者―――――スーザン・カイザー・グリーンランド
監訳者―――――大谷 彰
訳者―――――浅田仁子

発行者―――――立石正信
発行所―――――株式会社 金剛出版
　　　　　　　〒112-0005 東京都文京区水道1-5-16　電話 03-3815-6661
　　　　　　　振替 00120-6-34848

装丁◉コバヤシタケシ　　組版◉石倉康次　　印刷・製本◉デジタルパブリッシングサービス

©2018 Printed in Japan　ISBN978-4-7724-1631-3 C3011

マインドフルネス入門講義

[著]=大谷 彰

●A5判 ●並製 ●256頁 ●定価 **3,740**円
● ISBN978-4-7724-1388-6 C3011

仏教瞑想の方法，ニューロサイエンスによる科学的検証，
精神疾患への臨床応用など，
臨床技法としてのマインドフルネスと仏教瞑想の対話を試みた
マインドフルネス実践に自信がもてる最良のテキスト！

マインドフルネス実践講義
マインドフルネス段階的トラウマセラピー（MB-POTT）

[著]=大谷 彰

●A5判 ●並製 ●184頁 ●定価 **3,080**円
● ISBN978-4-7724-1555-2 C3011

「PTSD 症状安定」「トラウマ統合」「日常生活の安定」
「ポスト・トラウマ成長」という４段階プロセスを通じて
トラウマからの回復をマインドフルにケアするための
理論と方法を学ぶ実践ガイド！

ティーンのための
マインドフルネス・ワークブック

[著]=シェリ・ヴァン・ダイク　[監訳]=家接哲次

●B5判 ●並製 ●168頁 ●定価 **3,080**円
● ISBN978-4-7724-1620-7 C3011

４つのコアスキルを多彩なワークで学んで
健やかな思春期・青年期を過ごそう。
こころもからだも楽になる
感情を味方につけるマインドフルネス実践ガイド！

価格は 10%税込です。